第2版

自分を好きに なるための ワークブック

～シートを使って進める自尊心回復グループ認知行動療法～

國方　弘子 著

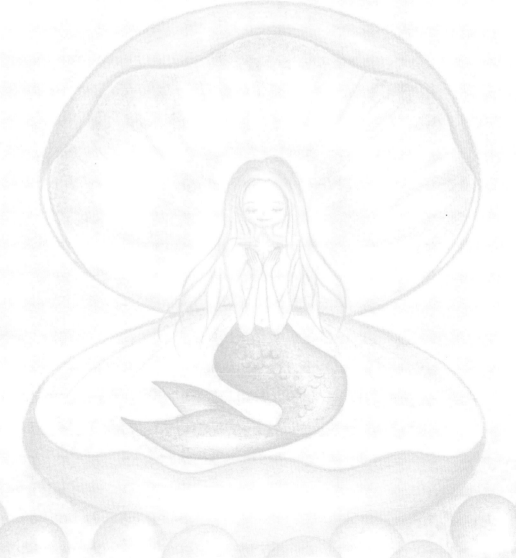

ふくろう出版

このワークブックは

　この『自分を好きになるためのワークブック〜シートを使って進める自尊心回復グループ認知行動療法〜　第2版』は、特定の人のために作られたものではありません。なぜなら、自分を好きになる作業（ワーク）は、心の健康問題をもつ人に限られたものではなく、自分の生き方として人々の共通な健康問題であり課題であるからです。

　人には「自分を高めたい」と思う傾向があります。「自分を尊敬できる（好きになることに）値する自分へと、自分を高めたい」と思う心のもち主になることで、人間としての品位を保ち、誘惑に打ち勝ったり、困難に耐えることができ、結果として自分を高めることになります。

　ですから、**自分を好きになり自分をかけがえのないものと感じること（ほどよい自尊心をもつこと）は、人々の共通の課題といえます。**

　このワークブックは、自分の認知（物事の考え方や受け取り方）と行動を上手に工夫することで、ストレスとなる状況に上手に対処できるようになるための考え方と方法である認知行動療法を基盤にACT（アクセプタンス＆コミットメント・セラピー）の考え方を取り入れ、さらにレクリエーション活動など看護の要素と笑いや呼吸法を取り入れつつ、考え方のバランスを回復させ、ありのままの自分を尊敬できたり好きになっていく作業をシートを使って進めるものです。

　ワークブックは、4つのパートで構成しています。パート1で自尊心・認知行動療法の考え方、パート2で行動的技法、パート3で認知的技法を紹介しています。認知的技法では、事例を交えながら説明し、作業がしやすいようにしています。パート4は、自尊心回復グループ認知行動療法の基本的構造とプログラムの進め方を著し、専門職者がセッションの組み立てを行う際の参考になる。

　シートは、自尊心回復グループ認知行動療法のプログラムに参加した人たちと一緒に、使いやすくするために何度も修正を加え作りました。特に、パート3にある「自分への認知を拡げるパート1、2」のシートに記入することによって、自分の意識が自身の肯定的な側面に向き肯定的なエネルギーが湧きだし、自分に活気がでてきます。

　作業は、グループまたは個人でします。グループは、2人以上なら大丈夫です。

　パート1を学習した後、まず行動的技法を練習し、その後、認知的技法の練習をしながら行動的技法も取り入れて練習することをお勧めします。認知的技法と行動的技法はそれぞれいくつかのパーツで構成されているので、必要に応じて自分なりに練習回数を設定することが可能です。

　ただし、このワークブックを1回すれば、すぐに自分を好きになり自尊心を回復するというわけではありません。何回も繰り返し、自分を広く見て自分の強みを意識化し、自分への認知を拡げ、自分への偏った自己像を否定することなく、肯定的な自己像だけを認めるのでもなく、どれもが自分の一部であると気づき、あるがままの自分を見ることができたとき、「自分はこれでいいのだ」と、自分を好さになるでしょう。

　世界でたった一人しかいない自分です。自分を可愛がってあげようではありませんか。

　さあ、仲間と一緒に一歩踏みだし、自分を好きになりましょう！

2021年4月　　國方　弘子

本書の使い方と注意点

グループで行う場合
●専門職者の役割

【参加者募集】

　参加者の募集をします。効果を考えると5名程度が適切です。

【グループに合ったプログラム作り】

　参加者に合わせて、柔軟かつ慎重に適切に本書のパーツを組み合わせて、プログラムを作ります。セッションの回数は、1回にどの程度の時間をかけることができるか、参加者がどのような生きづらさをもっているのかによって異なってきます。

　筆者は、12回からなるセッションとし、1回に90分行っています。

【セッションの進め方】

　セッションの進め方は、最初にパート1を行います。次いで、毎回のセッションに行動的技法を取り入れながら認知的技法の練習をします。ただし、長期間にわたり自尊心が下がった状態にある参加者が多い場合は、パート1を行った後に行動的技法を集中して行い、その後に毎回のセッションに行動的技法を取り入れながら認知的技法の練習をしたほうが効果的です。

　毎回の基本セッションは、呼吸法、ルールの確認、宿題の確認（宿題の達成、気持ちの変化について）、今日のテーマ（認知的技法又は行動的技法）、要約と宿題の提示（今日のまとめ、今日の話し合いで役に立ったことや気づいたこと、家で取り組めることは何か、次回までの宿題の提示）と進めます。

　今日のテーマ（認知的技法又は行動的技法）を話し合う際には、参加者相互が承認し合うこと、参加者がもつ可能性の発揮を促すことを基本原則とします。

　また、参加者の状態に合わせ、レクリエーションを基本セッションに追加します。毎回、行動的技法から入り、自分を解放してから認知的技法へと発展させ、最後に楽しいことで終わるように設計します。

　パート4は、専門職者に向けて著しています。プログラム作りとセッションの進め方の参考になります。

【専門職者の姿勢】

　進行役を担う専門職者は、参加者が安心して自分を語れる安全な場である、と感じることができる場にする必要があります。

　そのために、専門職者は、同じ課題をもつ人間として、共に考え対処する仲間として、参加者が話す言葉に真摯に耳を傾ける必要があります。また、グループの人が自分のことを話しやすいように支援し、グループ・ダイナミクスが効果的に機能するように調整し、同時にグループ個々人の精神状態と身体状態の観察とフォローを行い、時にはグループの人がもつ生活上の様々な相談を受けることも必要になります。

　グループに心の健康問題をもつ人がいる場合、その人が病気に逃げるのではなく、人間なら誰でもがもつ苦労の現実に向き合いながら、自分の人生を生きている「専門家」として位置づけら

れるようサポートします。心の健康問題をもつ「専門家」は、自分と同じように苦労をもつ人に対し、ピア・サポータの役割を発揮できます。すなわち、心の健康問題をもつ人は、自分と似た苦労をもつ仲間がいること、仲間に理解され受け入れられる安心感、自分の経験が仲間の役に立つなど、集団によるピア・サポートを体験することができます。

　ですから、専門職者は、心の健康問題をもつ人がグループの中でピア・サポータの役割を果たせるように配慮する必要があります。

　また、専門職者と「専門家」は仲間として協働し、プログラムを進め、専門職者は、彼らの内在する力を引き出し、成長への支援を行う必要があります。

　専門職者もグループの人も、一人の人間として率直な意見交換を行い、相互に成長することをめざします。

　このワークブックは、グループで行う場合、各自が書き込みながら使用するためのテキストとしてお使いください。

【プログラム実施後の変化の確認】

　参加者がプログラムを体験することで、どの様な変化を体験したかを確認することは大切です。筆者の調査によると、参加者は精神的なコントロール感を取り戻し、自尊心の回復を体験し、認知の偏りや不安・抑うつ、疲労感が小さくなり、活気が上昇し行動範囲とその質が拡大していることが確認できています。

●参加者の役割

【無理をしない】

　セッションでは自分を見つめたり、語る作業もします。ですから、時には過去を思い出すこともあり、そのしんどさを再体験する場合があるかもしれません。決して無理をしない範囲でその作業を行う必要があります。しんどさを体験するときは、専門職者や仲間に相談するようにします。

【ピア・サポータの役割】

　仲間の存在や仲間からもらった言葉は、体験の共有・分かち合いとなり、参加者に安心、元気と勇気、参加者自身への理解の深まりをもたらします。

　ですから、参加者は他の参加者にとって必要な存在であり、結果として大きな役割を果たしています。

　自分は、グループの中でそのような位置にいるということを気負う必要はありませんが、理解しておきましょう。参加者が相互に温かい関心をもって参加しましょう。

一人で行う場合

　行動的技法も認知的技法も一人で行うことは可能です。ただし、「自分への認知を広げるパートⅠ」「自分への認知を広げるパートⅡ」は、信頼できる誰かに自分のことを聴いてみてください。きっと、自分の能力や役割や資源など、自分の素敵なところを教えてくれるはずです。

目　　次

パート1　基本を知ろう
（自尊心・認知行動療法の考え方）

お互いが知り合う

　　自分を好きになる作業を仲間と一緒に始めます。既に知っている人もいれば初対面の人もいるかもしれません。

　　これから協働で作業を進めるグループを作ります。グループに名前をつけると楽しくなるかもしれません。

（目的）　お互いが知り合い、グループ内に信頼関係をつくる。

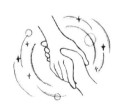

（時間）　20分〜30分　　（人数）　グループ

（準備）　筆記用具、音楽

●お互いの顔がよく見えるように座り、自己紹介をしよう。

　　‥‥‥グループの人の名前などを記入してください。

```
・
・
・
```

●もっと、相手を知るために楽しいゲームをしよう。

（例）ゲーム1．自己紹介のゲーム

　　　　「こんにちは、私は○○です。あなたのお名前は？」と音楽のリズムに合わせて相手と握手をしながら、全員と自己紹介をし合います。

　　　　握手をするとき、相手の目を見るようにします。

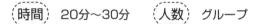

（例）ゲーム2．手拍子で歌あそび

　　　　全員が輪になり、歌を歌いながら手拍子をします。左手の手のひらは上に向け、右手は自分の手のひらと隣の人の手のひらとを交互にたたくようにします。

　　　　歌は皆が知っている4拍子の歌にしましょう。

　　　　（例：どんぐりころころ、むすんでひらいて等）

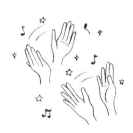

●**自分たちのルールを作ろう。**‥‥‥ 下に追加記入してください。

安心して自分の気持ちや状況を出せる場にするために、ルールを作りましょう。

・ここで聞いた他の参加者の話は、この場以外で話さず、またグループ以外の人に漏らさない。

・人が話しているとき、中断せず、批判せず、最後まで聞こう。

・無理をしない。しんどくなったときは遠慮なく言おう。

・プログラムへの不満や不安は遠慮なく話し合おう。

・
・
・

●**グループ名**‥‥‥（　　　　　　　　　）

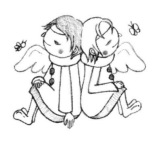

自尊心の大切さについて

　ほどよい自尊心とは、自分を好きになり、自分をかけがえのないものと感じることです。自尊心が下がったときとは、自分を好きになれない、自分を尊敬できないときのことです。なぜ、自尊心が大切なのか？　その理由を学んだ後、自分を好きになる作業を進めます。

(目的)　自尊心が大切であることを知る。

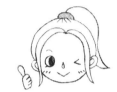

(時間)　15分〜20分　　(人数)　一人、またはグループ

●自分を好きになれない、自分を尊敬できない体験を話そう。

いつ：

どこで：

誰と：

何を：

どのように：

●自尊心って何？

　自尊心（self-esteem）とは、自分自身に関するすべての事柄についての情報の評価であり、**自分に抱いている感情**です（Pope et al., 1988）。Rosenberg（1965）は、自尊心は他者と比較することによって優越感や劣等感を感じることではなく、自分自身で自分に対する尊敬や価値を評価する程度である、といっています。

　このように、**自尊心は自分への評価の結果によって生まれる自分に対する感情であり、自尊心は自分への評価と相互に影響しあいます。**

　つまり、ほどよい自尊心とは、自分を好きになり、自分をかけがえのないものと感じる感情であり、自分への評価と関係があるといえます。また、自尊心が下がったときとは、自分を好きになれなかったり、自分を尊敬できないときのことといえるでしょう。

●なぜ、自尊心ってそんなに大切なの？

ほどよい自尊心は、人の幸福や健康に欠かせません。その理由を見てみましょう。

・自尊心と生活の質（QOL）

生活の質（QOL：クオリティ・オブ・ライフ）とは、その人の立場に立った上での最適の生活のこと、その人の立場に立った上での満足感です。

現在、心の健康問題をもつ人の地域移行・定着支援が積極的に進められていますが、移行すること自体が目的ではなく、地域で住み続けることが重要です。そのためには、心の健康問題をもつ人が良い生活の質をもち、それを保てることが大切です。

例えば、心の健康問題をもつ人を対象にした調査において、症状の重症さや社会生活技能や社会資源利用件数は、その人の生活の質（満足感）には関係ありませんでしたが、ほどよい自尊心をもつことは生活の質に良い影響を与えていました。しかも、自尊心は、生活の質の中での心理的な満足だけでなく、身体的、あるいは社会関係や環境の満足にも影響していました。さらに、自尊心は、その人の1年後と2年後の生活の質にも影響していて、その影響力は低下していませんでした（國方、2007）。

このように、ほどよい自尊心は生活の質を保つために重要であることがわかっています。

・自尊心と自己保存

低い自尊心と自殺願望は関係し、自殺願望は精神の病よりもむしろ気分に駆られたものであるともいわれています（Fialko et al.、2006）。また、他者による批判的言葉に影響されて生まれた低い自尊心は絶望に影響し、絶望は自殺に関係することも指摘されています（Tarrier et al.、2004）。

このように、自尊心は自殺のような自己保存にも影響するといえます。

・症状と自尊心は密接な関係

抑うつなどの症状は自尊心に影響すること（Drake et al.、2004）、自尊心は幻覚・妄想（現実に存在しないものを知覚したり、非合理的かつ訂正不能な思い込み）などの症状に影響するなど（Smith et al.、2006）、自尊心は症状と密接な関係があります。

例えば、自分に対し過剰に批判的・否定的評価をする人の落ち込みや罪悪感などの症状は、自尊心に影響します。また、自尊心が下がった人は、身体化（精神的問題を身体症状に変換すること）や否定的な内容の幻覚・妄想が現れやすいともいわれています。

このように、ほどよい自尊心を維持することで、症状の悪化を防ぐことが期待できます。

・スティグマや病気への認知と自尊心

スティグマ（Stigma）とは、他者や社会集団によって個人に押しつけられた負の意味のレッテルのことです。スティグマは、個人に非常な不名誉や屈辱を引き起こします。

本人が感じる否定的な病気への認知やスティグマへの認知の体験は、自尊心に関係するといわれます（Watson et al.、2006）。

心の健康問題をもつ人の自尊心は低く、彼らは過去の入院体験でのトラウマ、他者からの偏見と偏見の内在化、活動の場の喪失を体験し、他者の対応に大きく左右されることなど環境の影響を大きく受け、そのような体験や状況は自尊心に大きく影響します（國方ら、2009）。

このように、心の健康問題をもつ人がスティグマの認知の体験をしたり、批判的言動を他者から受けることで、自尊心が低下することが示されていることから、人的環境は自尊心に大きく影響するといえます。

・リカバリーと自尊心

うつ病、不安障害、認知症などで医療機関にかかっている患者さんの数は、大幅に増加し、2020年には419万3千人になっています。また、自殺者は、1998年以降14年連続で年間3万人を超えていました。2012年から減少しましたが、依然として2万人以上です。日本の自殺死亡率は低下しているものの、国際的には高い水準にあり、多くは心の健康問題を抱えているとされます。

心の健康問題をもつ人が地域であたりまえに住むためには、彼らと彼らを取り巻く社会の負の面ばかりに注目するのではなく、彼ら自身が自分に可能性を感じ、支援者が彼らの可能性を信じることが重要です。つまり、リカバリー志向が必要です。リカバリーとは、たとえ症状や障害が続いていたとしても希望や自尊心をもち、人生の新しい意味や目的を見出し、充実した人生を生きていくプロセスのことです。

言い換えれば、リカバリーとは、健康問題を抱えながらも希望や自尊心をもち、可能な限り自立し意味のある生活を送ること、そして社会に貢献することを学ぶ過程のことです。

心の健康問題をもつ人が、地域を拠点に、あたりまえの場所であたりまえの生活を送れるようになるためには、自尊心の回復をめざす必要があるでしょう。

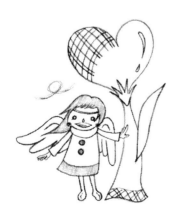

●ほどよい自尊心の維持は、人々の共通な健康問題であり課題

　健全な自尊心をもつ作業は心の健康問題をもつ人に限られた健康問題ではなく、自分の生き方として人々の共通の問題であり課題です。人には、「自分を高めたい」と思う傾向があります。「尊敬できるに（好きになることに）値する自分へと、自分を高めたい」と思う心のもち主になることで、人間としての品位を保ち、誘惑に打ち勝ったり、困難に耐えることができ、結果として自分を高めることになります。したがって、自分を好きになり自分をかけがえのないものと感じること（ほどよい自尊心をもつ）は、人々の共通の課題なのです。

　人々の自尊心が高いとか低いというとき、それらは一体何を意味するのでしょうか。

　ほどよい自尊心をもつ人は、健康的に自分をとらえています。つまり、自分は欠点をもちながらもその欠点に執着することなく、また厳しく批判的になりすぎず、一方で自分の良いところにも気づき自分を好意的な見方で評価し、良いところをもつ自分を好ましいと感じます。自分を好きな程度が高い人ほどもっと自分を尊敬できるに値する自分へと、自分を高めたいと思い、自分の短所を改善するように努力することが多く、たとえ目標に達しなくても自分に対し寛容で積極的対処行動を取り、さらに自分を高め自分を好きになります。すなわち、ほどよい自尊心をもつ人は、自分に批判的になり過ぎず長所も見て自分に挑戦するわけです。子どもの場合、健全な自尊心をもつことは、問題行動をある程度、抑える働きをするといわれています。

　ところが、自尊心の低い人は、部分的に自分を捉え、自分と世界と将来に否定的です。否定的な自分を認めることに苦痛を感じるため、周囲に対して見せかけの肯定的な態度を示そうとします。例えば、自分の能力が高いことを必要以上に誇示したり、逆に自分の中に逃げ込む場合もあります。あるいは、自分が拒否されることを恐れ、自分を拒否しそうな人に自分の考えを言わなかったり接触を恐れたりするかもしれません。つまり、自尊心が低いと、その現実を認めることに苦痛を感じるため隠そうとし、逆向きの方向で表したり、オーバーに表現したり逃避しがちになります。

　自尊心の低さが、自分の中のごく一部にみられる程度であればそれほど問題にする必要はありませんが、自分の素質や技能、力量、知識に優れたところがあってもそれを正当に評価せず、自分ができないところだけを見ているならば、それは心理的に十分な健康状態であるとはいえません。

●日本人の自尊心の程度は？

　ほどよい自尊心をもつことは、人として誰でももつ共通の課題ですが、心の健康問題をもつ人の自尊心は他の病気の人に比べて低くなっています。

　例えば、脳梗塞の患者さんの自尊心は27.4点（篠原ら、2003）、男子大学生は27.2点（久野ら、2002）であり、慢性の統合失調症の人は25.5点（國方ら、2007）でした。

　他方で、オーストラリア（シドニー）、韓国（ソウル）、日本（東京）の中学生を対象に、国際比較をした研究によると、オーストラリアの平均値は男子が30.2点、女子が29.6点であり、韓国の男子が27.7点、女子が26.9点、日本の男子が25.8点、女子が24.5点で、日本の中学生の自尊心は低くなっていました（朝野ら、2000）。

　また、日本と中国の看護学生の自尊心についても、日本の学生より中国の学生が高いことが報告されています（小山ら、2012）。

　これらは同じ質問紙（ローゼンバーグの自尊心測定尺度）を使って測ったものです。

　内閣府の調査は、日本の若者の自尊心が諸外国に比べ低いこと、自尊心が高い若者は将来への希望を持っていることを報告しています。パート4で説明しているように、自尊心回復グループ認知行動療法は、自尊心、気分、認知の偏り、QOL（生活の質）、機能などを改善することがわかっています。つまり、メンタルヘルスに関連する問題発生予防として、病気予防として、自尊心が低い若者に自尊心回復をめざしたケアを提供する必要があります。

　以上より、人々が住み慣れた地域で、ありのままの自分を愛し自分らしく生きる協同社会の実現のために、心の健康問題をもつ人に止まらず若者や一般社会に対し、自尊心回復または維持・向上を促す総合的予防医療が必要と考えています。

　では、自尊心はどのようにしてできるのかを考えてみましょう。

●自尊心は、どのようにしてできるのだろうか？

　「自分は〜だ」というような自分への評価の形成は、一つには他者から自分に向けられた評価に影響されます。例えば、小児期の自分への評価は、親や家族によるしつけによって影響されます。しつけには、褒めたり叱ったりすることが伴うために、重要な他者から褒められたり叱られることが自分への評価を作ることに関係します。

　また、成長するにつれて交流範囲が広がると、仲間集団からの自分に対する評価が、自分への評価をつくることに影響します。

　二つには、モデルとなる人のその人自身への評価の仕方を自分に取り入れることが、自分への評価の仕方に影響します。

　三つには、人は役割やさまざまな経験の意味を自分自身に問い、自分自身と相互作用を行いますが、その過程で自分への評価をつくります。

　人は自分自身と相互作用を行い、経験の意味を解釈し、受け身ではなく能動的に考えて行動する主体的な存在です。そのような主体的な存在である人間は、自分の経験に意味を見出し、自分への評価を形成します。

　以上のようにして、自分への評価をつくりますが、そのできた自分への評価に対する感情（好き−嫌い、尊敬できる−尊敬できない）が自尊心です。

●自尊心を変えることは可能なの？

　自尊心は、自分自身に関するすべてのことがらについての情報の評価であり、自分に抱いている感情でした。したがって、人は自分自身に関する情報やその評価を変えることで、自分についての感情を変えることができます。

　特に、人は受け身ではなく能動的に考え行動する主体的な存在であり、役割やさまざまな経験の意味を自分自身に問い、その過程で自らが自分への評価をつくります。ですから、**自尊心を変えることは可能**です。その方法として、認知行動療法を活用できます。

認知行動療法について

ほどよい自尊心をもつ自分になるためには、思考と行動に働きかける認知行動療法を活用することができます。そこで、認知的技法と行動的技法について理解しましょう。

(目的) 認知行動療法とはどのようなものか理解する。

(時間) 20分～30分　(人数) 一人、またはグループ

●自分を好きになれない、自分を尊敬できない体験をグループで話そう。

自分の体験を言葉にして出すことは、次の一歩に進むチャンスになります。体験をしっかり言葉にして出しましょう。

●認知行動療法とは

認知行動療法は、気分や行動や身体が認知（考え方・受け取り方）によって影響を受けるという理解に基づいて、認知のあり方をバランスよく修復し、行動を工夫し、問題に対処することで気分を改善させることを目的とします。つまり、認知行動療法とは、ストレスの問題を認知と行動の両面から改善するための統合的なアプローチであり、自分の認知（認知的技法を使う）と行動（行動的技法を使う）を上手に工夫することによって、ストレスの問題に上手に対処できるようになるための考え方と方法であるといえます。

人は、自分で自分を助けるセルフヘルプを実践する必要があります。役立つ方法として認知行動療法があり、**認知行動療法の最大の目的は自助（セルフヘルプ）**にあります。

●認知行動療法の利点

・うつ病や不安障害などをもつ人への治療効果と再発予防効果

うつ病や不安障害、強迫性障害、依存と嗜癖、摂食障害、認知症など、さまざまな心の健康問題をもつ人に対する治療効果と再発予防効果が実証されています（Jarrett et al.、2001）。

・身体疾患などをもつ人への治療効果

心臓血管病や糖尿病やがんのような慢性身体疾患、慢性疼痛など多くの治療に活用されています。また、病気の有無にかかわらず、ストレスの問題に広く活用できます。

・統合失調症をもつ人への治療効果

統合失調症をもつ人の幻聴や妄想に対し、認知行動療法の効果が報告されています（原田誠一監、2007）。

・**わかりやすい理論**

　　東洋思想と認知行動療法は相入れるものがあり、日本人は認知行動理論を理解しやすく、また幅広い年齢の人が、ワークブックなどを使って学習することができます。

・**経済的かつ効率的**

　　認知行動療法は、短期間で効果を得ることができ、費用対効果が高く、認知行動療法利用者と支援者の時間と費用も効率よく配分できます。

●認知行動療法の基本的な考え方

　　認知行動療法は、人が社会生活をするうえでの体験を六つの領域から考えます。

　　六つの領域とは、出来事（状況）、自動思考、スキーマ（心のクセ）、気分、行動、身体反応です。個人内にあるスキーマ、自動思考、気分、行動、身体反応は互いに影響し、スキーマは自動思考に影響します。また、個人内で生じることは、個人外にある出来事（状況）と相互に作用します。

　　例えば、普段から自分の失敗を指摘される人に出会うストレスフルな状況にでくわしたとき（出来事）、「私は、足りていない（スキーマ）」という自分に対する考え方のクセが活性化し、「いつもあの人は、私の欠点ばかり指摘する。あの人は、きっと私のことを嫌いに違いない（自動思考）」といった否定的な思考がよぎったために、「怒り、嫌い」の気分が出てくるとともに、胸がドキドキし（身体反応）、その人と目を合わさず気づかないふりをするようになります（行動）。

　　このように、自動思考は気分と行動と身体に影響を与え、また気づかないふりをするという行動が「私は完全にダメだ（全か無か思考）」という自動思考を生み出し、「憂うつな」気分を生み出したりします。つまり、人の行動の仕方が思考パターンや気分にも強い影響を及ぼします。

　　重要点として、人の気分は出来事（状況）から直接に影響を受けるのではなく、人の気分は物事の捉え方（自動思考）に影響されることをしっかり理解することです。

　　以上のように、**一つの領域における望ましくない変化は、他の領域における望ましくない変化を導き悪循環に陥らせます。逆に、ある領域における望ましい変化は、別の領域における望ましい変化を引き出し、それによって悪循環から這い出ることができます。**

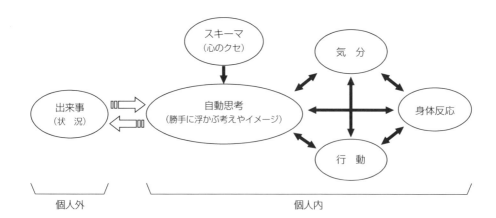

●六つの領域について

・出来事（状況）とは・・・

出来事（状況）とは、自分を取り巻く環境や自分の内面に生じる出来事（ストレスの多い人間関係、家庭や学校・職場の状況など）で、生活で生じるあらゆるものが対象です。

・気分とは・・・

気分（mood）とは、寂しい、悲しい、不安、憂うつ、怒り、罪悪感、恥ずかしい、困惑、興奮、おびえ、いらだち、不満、うんざり、心配、傷ついた、怖い、楽しい、快い、誇りなど一つの言葉で表現できるものです。

・自動思考とは・・・

自動思考とは、生活の中でのある場面に直面し気分を体験したときに、**一瞬に自動的に（勝手に）頭の中に浮かんでくる考えやイメージ**のことです。自動思考は誰にでもあり、普段は意識しないで生活をしていますが、注意を向ければ自動思考を認識し理解できます。

強い否定的な気分を伴う出来事が起きたとき、自動思考に気づく手掛かりが得られます。

例えば、「母親から電話があり、なぜお母さんの誕生日を忘れたのかと、強い口調で問いただされる出来事」が起きたとき、「憂うつ」の気分が生まれたとします。そのときの自動思考を見つめると「また、やってしまった。もう母を喜ばせる方法がない、どうしよう。どうせ私は何をやってもうまくいかない」といった否定的な思考が頭を素早く横切ったとします。これは、母親の誕生日を忘れたという一つの出来事について、極端で非合理的に拡大して他のことにまで当てはめ結論を出すという「一般化のし過ぎ（一つのよくないことから、何をやっても同じだと結論づけたり、この先も同じことが起きると考える）」という**認知の偏り**があるために、「憂うつ」の気分が生まれています。

認知の偏りをもつことは、心の健康問題をもつ人に特有なことではありません。認知の偏りをもつことは悪いことでもありません。睡眠が十分に取れなかったり、体調が悪かったり、強いストレスがかかったときなど、誰でも体験することです。

【認知の偏りの種類】

◎**すべき思考**（〜すべきだ、と必要以上に自分にプレッシャーをかけ、自分で制限し自分を責める）

例：「妻だから、夫より早く起きて朝食を作るべきです」「人には、親切にするべきだ」

◎**全か無か思考**（物事を極端に白か黒かのどちらかに分ける考え方）

例：「私にできることは、自分をすべてさらけ出すか、絶対に自分を出さないかのどちらかです」

◎**一般化のし過ぎ**（一つの事実を取り上げ、すべてが同様の結果になると結論づける）

例：「この仕事が続かなかった。別の仕事をしてもまた続かないでしょう」

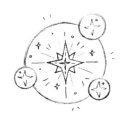

◎**拡大評価と過小評価**（自分の欠点や失敗や関心のあることは拡大してとらえるが、自分の長所や成功などはことさら小さくみる）

　例：「家のことは何も手伝っていません。ゴミ出しなんか手伝っているとはいえません」

　　　「自分の一部を自分の全体として見るときに、自分を嫌いになります」

◎**部分的焦点づけ**（自分が注目していることだけに目を向け、短絡的に結論づける）

　例：「美容院で美容師が嫌な顔をしたのは、私のことをうっとうしいと思っているからです」

◎**結論の飛躍**（証拠が少ないまま、理由もなく否定的な結論を出す）

　例：「会社の同僚は、私のことを嫌いに違いないですよ」

◎**自分自身への関連づけ**（良くない出来事を、理由があるのに自分のせいにする）

　例：「子どもが病気をしてこんなになったのは、私のせいです」

◎**感情的な決めつけ**（そのときの自分の感情に基づき、それを根拠とし物事を判断する）

　例：「私はこんなに寂しいんだから。誰も私を必要としない、自分はもう要らない人間です」

　認知の偏りが見られたときに知っておいてほしい重要事項は、三つあります。

１．認知の偏りは誰もが体験しうる考え方であって、自分が特別ではないこと。

２．認知の偏りがあり気分が苦しくても、苦しみを伴う悪循環から抜け出すことができること。

３．認知の偏りをもつ自分を否定して、認知の偏りを自分の中から排除しようとすると苦しくなるので排除するのではなく、またバランスの取れた考えだけを肯定する必要もなく、どれも自分の一部であるとあるがままに自分を見て気づいておくこと。

・**スキーマ（心のクセ）とは…**

　スキーマとは、自分の中にある思考の根底となる、一貫した認知の構えであり情報を意味づける基本的ルールです。スキーマは、心のクセといえるでしょう。自動思考の下にあります。

　これは、子どもの頃の早い段階で形作られ始め、成功やトラウマ（精神的外傷）などを含めたさまざまな人生経験の影響を受けて作られます。

　誰でも、健全なスキーマ（心のクセ）と非健全なスキーマ（心のクセ）をもちます。健全なスキーマ（心のクセ）には、私は物事を解決できる、私は逆境に負けない、私は他人を気づかう、すべてはうまくいく、等があります。非健全なスキーマ（心のクセ）には、私は無力、不十分な、失敗、弱い、劣った、不完全な、などがあります。

　スキーマ（心のクセ）と自動思考の関係は、ストレスを感じるような出来事が起きると非健全なスキーマ（心のクセ）が強まり活性化し、それにより否定的な自動思考が刺激され次々と流れるように表面に引き出されます。ストレスを感じる出来事が起きてスキーマ（心のクセ）が活性化するまで、非健全なスキーマ（心のクセ）は休止状態にあります。

　例えば、先ほどの、母親から電話があり「なぜお母さんの誕生日を忘れたのか」と強い口調で問いただされる出来事が起きたとき、憂うつの気分が生まれました。その時の自動思考は「また、やってしまった。もう母を喜ばせる方法がない、どうしよう。どうせ私は何をやってもうまくいかない」というものでした。このような自動思考が生まれたのは、「人から受け入れられるためには、常に完璧である必要がある」という非健全なスキーマ（心のクセ）が活性化したために、「どう

せ私は何をやってもうまくいかない」という否定的な思考が湧き出ていると考えられます。

・身体反応とは・・・

　身体反応とは、身体に表れる反応のことです。例えば、胸がドキドキする、汗が出る、胃が痛い、体が硬くなる、頭の中が空っぽで真っ白などいろいろあります。悪循環に入っているときは不快な身体反応が表れ、身体反応も気分や自動思考、行動に影響を与えます。

・行動とは・・・

　行動とは、どのように振る舞い動くかということで、外からの観察ができます。食事や電話などの日常生活行動からあらゆる社会生活活動が含まれます。

　行動も気分や自動思考、身体反応に影響を与え、その程度を強めたり弱めたりします。

　出来事（状況）や気分や身体反応は自分でコントロールできませんが、自動思考と行動はコントロールできます。

●認知的技法と行動的技法について

　認知的技法には、尺度の利用、長所と短所の検討、根拠の検証、リフレーミング、認知再構成法、スキーマの修復などがあり、行動的技法には問題解決技法、行動活性化、自己主張訓練、リラクセーションなどがあります。認知行動療法は、認知的技法と行動的技法の両方を使います。一般に、慢性的に長期にわたり何らかの問題をもっている場合は、行動的技法から入り行動的技法の比率を多くしたほうが効果的であるといわれています。

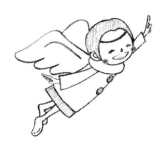

心の健康問題をもつこととは？

> 不安感や憂うつ感などは心の健康問題をもつ、もたないにかかわらず誰でも経験することです。内容や程度の差はあるにせよ、誰でも体験する可能性があります。

(目的)　自分の体験は、誰でも体験する可能性があることを理解する。

(時間)　10分～15分　　(人数)　一人、またはグループ

●下の図をみましょう。あなたは、三つの絵が何に見えますか？

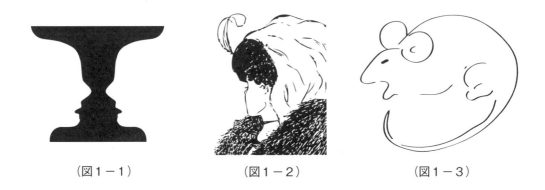

（図1－1）　　　　　　　（図1－2）　　　　　　　（図1－3）

　図1－1は、花瓶に見えたり、二人の人の顔に見えたりします。図1－2は、若い女性の顔あるいは老婆の顔に見え、図1－3は、ネズミに見えたりメガネをかけたおじいさんにも見えます。

●図1－4と図1－5について、上の線と下の線のどちらが長いと思いますか？

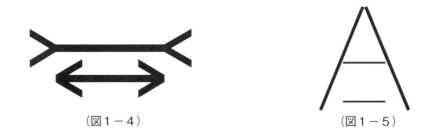

（図1－4）　　　　　　　　　　　　　　　（図1－5）

　図1－4も図1－5も上の線のほうが長く見えますが、実は同じ長さです。

　このように、目で見ている視覚といわれるものでも、実は思考や感情が関係しており、人は常に同時に正しく物を見ているとは限りません。

●**断眠実験をした結果 ・・・**

　人間を108時間、眠らせないようにした実験をした結果、被験者は「壁に人の顔が急に現れる」「物の表面が渦を巻いて見える」「組織からの秘密の指令が明らかになった」などと言っています。

　このように、人は睡眠が十分に取れないと、心の健康問題をもたない人でも、幻覚（実際には外界からの入力がない感覚を体験してしまう症状）や妄想（非合理的かつ訂正不能な思いこみ）を体験します。

●**感覚遮断実験をすると ・・・**

　真っ暗で音を遮断した室内に一人で閉じ込めた実験をした結果、50％の人が幻視体験（実在しない物が見える）と幻聴体験（実在しない音や声がはっきりと聞こえること）を経験し、20％の人が幻視体験を、15％の人が幻聴体験をしたといわれています。

　このことから、人間は五感の感覚を遮断すると、心の健康問題をもたない人でも幻覚を体験するといえます。

●**心の健康問題は、健康・不健康別にあるのではなく、連続体として存在します。**

　以上の実験は、心の健康問題をもつ人ともたない人は、別の種類のものとして存在するのではないことを表しています。

　幻聴や妄想も必ずしも了解不能な精神病理現象ではなく、正常体験との間に連続性があります。

　心の健康問題をもっている人は、自分の体験を100％特別なものとして扱うのではなく、内容や程度の差はあるものの、誰でも体験することがあることを理解してください。

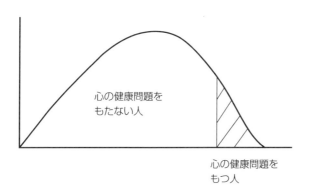

心の健康問題を
もたない人

心の健康問題を
もつ人

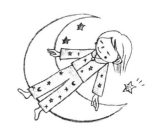

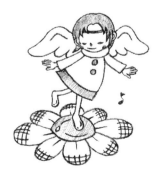

パート2　行動的技法を使おう

呼吸法を取り込む

腹式呼吸法を生活の中に取り入れ、心の安定と強化を得ましょう。

(目的)　腹式呼吸法ができるようになる。

(時間)　10分　(人数)　一人、またはグループ

(準備)　椅子または座布団

●腹式呼吸法って何？

　腹式呼吸とは、呼吸をする際、「腹部を大きく膨らませる、凹ませる」動きを伴う呼吸法のことです。肺の下にある横隔膜という筋板を大きく動かす呼吸の仕方です。

　この呼吸法をすると、腹部神経叢（太陽神経叢）がリズミカルな腹部収縮により刺激され、腹部内の迷走神経が刺激され、それにより副交感神経の働きが活発になります。

　副交感神経は、リラックス、休む、眠る、内臓が働く、安心感、くつろぐ、などのときに働きます。ですから、腹式呼吸をすると、心の安定と強化を得ることが期待できます。

●腹式呼吸をやってみましょう！

◎体を締め付けている服やベルトなどを緩め、メガネなどは外します。

◎椅子に座る、または床で足を組んであぐらをかく姿勢をします。椅子の場合、深く腰掛け足を肩幅に広げます。あぐらの場合、尾骨の下に二つ折りの座布団などを入れます。

◎目は軽く閉じ、肩の力を抜き、手のひらを上に向け、足の上に自然に置きます。

◎背筋を伸ばし、天井から引っ張られているようなイメージであごを引きます。

◎最初に、鼻から軽く息を吐き出します。鼻から息を吸いながらお腹のへそから下を押し出すように膨らませます。

◎吸った後いったん息を止め、膨らんだお腹にエネルギーが貯まったイメージをします。

◎続いて、鼻からゆっくり息を吐きながら、へそから下を腹筋を使って凹ませます。

　息を吐く時間は、吸う時間の2倍ほどかけて、ゆっくり吐き切るとよいでしょう。

◎自分のリズムで10分程度の腹式呼吸をしたあと、ゆっくり目を開けます。

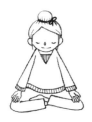

●呼吸を感じ、意識しよう！

◎腹式呼吸の方法がわかったら、お腹の動きに気持ちを向けて、「膨らんでいる、縮んでいる」と、お腹が動く感覚をそのまま感じるようにします。

◎何かを考えていることに気づいたときは、また、呼吸に伴うお腹の感覚に優しく注意を戻し「いま、ここ」に集中します。

◎これを繰り返すと、いつの間にか呼吸以外のことを考えていないことに気づきます。

呼吸に没頭することで、思考を止め、空っぽになっていきます。

雑念、五感、感情はただの出来事となり、とらわれていたものを手放せて、自由になれます。

心をコントロールでき、本来の自分を取り戻せます。

●様々な呼吸法

◎呼吸にイメージをかぶせる方法もあります。

例えば、息を吸うときにきれいな自然や光など心地よいものが自分の中に入り、吐くときに不安、怒り、悲しみなど否定的なものを吐き出し、自分から出ていくイメージをすることもできます。

◎好みの音楽を流しながら呼吸法をするのもよいでしょう。

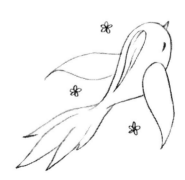

笑いを取り込む

笑いを生活の中に取り入れ、心のモヤモヤを吐き出し、リラックスを得ましょう。

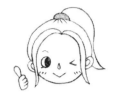

(目的) 笑いヨガをすることで、リラックス感、気分の安定、エネルギーの
補充を得る。

(時間) 10分　(人数) 一人、またはグループ

●笑いヨガって何？

　笑いヨガとは、インドのマダン・カタリア医師が考えた笑いとヨガの呼吸法を組み合わせたもので、誰でも簡単にできます。

　笑うことで体に酸素が大量に入り、血流が良くなり脳が活性化します。また、副交感神経が活発になり、リラックス、休む、眠る、内臓が働く、安心感、くつろぐ、などの効果があるとともに、脳から幸福ホルモン（セロトニンやエンドルフィン）が出て、ストレスホルモン（コルチゾール）を低下させ、気分を前向きにしてくれます。

　笑いは伝染するために、人間関係も良くなります。**つくり笑いでも効果があります！**

●笑いヨガをやってみましょう！

◎笑いヨガの４つのステップ

　・手拍子 ・・・ 手のひらを合わせ、1、2、3、4、5と手拍子をします。

　　これに、1、2、1・2・3、とリズムをつけて手拍子をします。

　・掛け声 ・・・ 手拍子に、ホッ、ホッ、ハハハの掛け声を入れます。

　・子どもに返るおまじない ・・・ 「いいぞ、いいぞ、イェーイ！」

　・手拍子と掛け声と子どもに返るおまじないを2回言い、次頁の笑い体操をします。

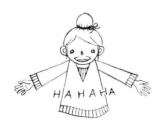

◎深呼吸の笑いヨガ

　・立って足を肩幅に広げ、普通の深呼吸の要領でゆっくり息を吸います。

　・「ハッハッハッハッ！」と笑いながら息を吐きます。

◎膝叩き笑いヨガ

　・立って足を肩幅に広げ、普通の深呼吸の要領でゆっくり息を吸います。

　・息を吐く際「ハッハッハッハッ！」と笑いながら、手で膝を叩いて前に進みます。

◎挨拶笑いヨガ

　・立って足を肩幅に広げ、普通の深呼吸の要領でゆっくり息を吸います。

　・息を吐く際「ハッハッハッハッ！」と笑いながら、手で膝を叩いて前に進みます。

　・手で膝を叩きながら前に進み、笑いながらグループの人と目を合わせ、目で挨拶し進みます。

◎電気ショックヨガ

　・相手に近づいて握手をし、静電気が走って驚いたように急に離れて笑い合います。

●笑いの表情を作る

　悲しいから泣くのではなく、泣くから悲しいのだ（W. James、1884、1890）、笑う門には福来たる、といわれます。顔の表情によって気分は変わり（Larsen et al.、1992）、姿勢によって気分は変わります（Steper et al.、1993）。

　口角を引き上げ目じりにしわができる表情を作ります。すると表情に伴い気分が変わります。

レクリエーション活動を取り込む

> レクリエーション活動を生活の中に取り入れ、生活を豊かにしましょう。
> ここではグループでするレクリエーション活動について、いくつか紹介をします。

(目的)　生き生きするようなことに気を奪われ、楽しむ。

(時間)　10分　　(人数)　一人、またはグループ　　(準備)　新聞

●レクリエーション活動って何？

　レクリエーション活動とは、遊びから価値を引き出し、生活を明るく楽しく活性化し、豊かにするものです。

　遊びがもつ自由な雰囲気が、人を子ども時代に返らせ自由な感情表現をさせてくれます。遊びは、夢中や集中する状態をつくり、幸福ホルモンが出て気持ちよさや満足感を生み、明日への活力を生みます。自分に合った活動を生活の中に取り入れましょう。

●レクリエーション活動のいろいろ

◎散歩、ジョギング、スポーツ、踊り、ゲームなどの身体活動

◎音楽、美術などの芸術活動

◎料理、手芸、写真、工作などの創作活動

◎スポーツ、ゲームなどの競技活動

◎映画、ビデオなどの鑑賞活動

◎ハイキング、キャンプ、遠足などの出かける活動

散　歩

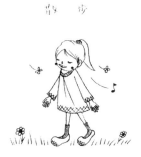

●歌おう！

・「うさぎ追いしかの山、小ブナ釣りしかの川、‥‥‥」と歌う。

・2人一組になり、歌いながら、「膝を2回たたく、自分の手のひらを2回たたく、相手の手のひらと合わせ2回たたく」を繰り返す。

●新聞を使ったゲームをしよう！

・お父さん役を1人、決める。

・新聞を4つに折って穴を開け、その穴に手を通し、相手と握手しながら相手の良いところを言い合う。

・その後、新聞を破りストレスの発散をする。

・破った新聞を集め丸めて、お父さん役の人にぶつける。

●じゃんけんゲームをしよう！

・2人で向き合い、じゃんけんをする。

・勝った人は、「あっち向いてホイ」と言いながら、相手の顔の前で上・下・左・右を指さす。

・相手が指と同じ方向を向いてしまったらアウト。

●リーダーは誰だ？

・鬼を1人決め、他の人は鬼を真ん中にして円になる。

・鬼に目をつぶってもらい、その間に鬼に分からないようにリーダーを1人決める。

・リーダーは、鬼の目を盗んで何かの動作をし、鬼以外の人はリーダーの動作を真似る。

・鬼は、皆の動きや目線に目を配り、リーダーが誰かを考える。

・リーダーは、ゲームの途中で何回か動きを変える。

・鬼は、リーダーを当てる。当たったら鬼を交代し、間違えたら同じ鬼でゲームを続ける。

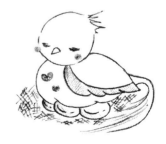

筋肉を緩める

日常生活の中で、知らず知らずのうちに、体の筋肉に余分な力を入れていませんか？

筋肉を緩めることで心の緊張も緩めましょう。

(目的)　体の筋肉を緩めることで、心の緊張も緩める。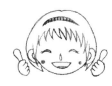

(時間)　10分　(人数)　一人、またはグループ

●筋肉の緊張を緩め、心の緊張も緩める筋弛緩法

不安や緊張、恐れを抱いたとき、筋肉の緊張が高まり、この体の緊張が不安などをさらに強めます。筋肉がリラックスした状態は、体の緊張レベルを下げ、感情面でもリラックスします。

●筋弛緩法の方法

◎体のどの部位が緊張しているか、自分の体を観察しましょう。

◎筋弛緩法は、一度力を入れた後でその力を抜くという動きをします。

最初から力を抜いた状態をつくろうとせず、一度、緊張させてから緩める動作をします。

◎一気に力を入れ、一気に力を抜きます。

電気のスイッチを一瞬でオン－オフにするのと同じようにします。

ジワーッと力が抜ける感覚を味わいます。

◎60～70％の力を入れ、力み過ぎないようにします。

力を入れることが目的ではなく、力を抜くことが目的です。

◎力を抜いたとき、体の感覚に意識を集中し心地よさを感じましょう。

◎最初から完璧にできなくて当り前です。

◎決して、無理のない範囲で続けて練習しましょう。

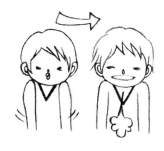

●さあ、実際にやってみましょう。

◎ゆっくり鼻から息を吸い、少し息を止め、静かに口から息を吐き出します（5回）。

◎右手を真っすぐ下に伸ばした状態で握りこぶしを作り、腕全体にピーンと張った緊張を5秒間作り、一気に力を抜き、30秒程度手と腕全体をダラーンとさせます（左も）。

◎両肩を耳に近づけ、肩をすくめるようにして約5秒間、緊張を作ります。このとき、肩だけを緊張させるため、両腕はダラーンと伸ばしておきます。一気に力を抜き、体の感覚に意識を集中し、緊張と弛緩のときの感覚差を感じます（15〜30秒）。

◎両目は硬く閉じ、鼻にしわを寄せ、口はおちょぼ口、舌は内側に丸める形を作り、両肩を耳に近づけ肩をすくめるようにします（5秒）。一気に力を抜き30秒程度、目を閉じたままリラックスします。

◎手は下げ、両肩をできるだけ胸の方に入れ、胸の面積を狭くするようにし、背中はつっぱった感じにします（5秒）。一気に力を抜き30秒程度リラックスします。次に、両肩をできるだけ左右に広げ、胸を張るような姿勢で緊張後、一気に力を抜きます。

◎椅子に座り、肛門周囲から陰部の筋肉に力を入れ、それを椅子の触れている部分に押し込むようにします（10秒）。一気に力を抜き30秒程度、目を閉じたままリラックスします。

◎椅子に座ります。バレリーナのようにつま先だけを床につけた状態で足全体を伸ばしたり（5秒）、かかとだけを床につけ足指をそろえ爪先を伸ばし足全体を緊張させます（5秒）。一気に力を抜き30秒程度、目を閉じたままリラックスします。

筋肉に力を入れる順序
　手首→肘→肩→首→顔→胸→
　背中→腹部→臀部→足

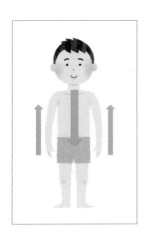

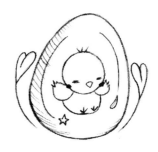

触れ合いを取り込む

人の手からぬくもりを感じることで、体と心の緊張を緩めましょう。

（目的）　人の手からぬくもりを感じることで、体と心の緊張を緩める。

（時間）　10分　　（人数）　二人、またはグループ

●体と心の緊張を緩める、手を添えること（タッチング）

　体に温かい手を添えることは、孤独や不安、緊張、興奮、痛みなど抱える問題を軽くします。
そして、少し軽くなると本人のもつ治癒力を引き出すことができます。

●タッチング（手を添えること）の方法

　◎二人一組のペアになります。

　◎並んで座ります。

　◎手を添える人は、精神集中し、相手を思いやる気持ちを右手（利き手）に込めます。

　◎右手（利き手）を静かに、相手の上背部中央に置き、相手の呼吸2～3回はそのまま手を動かさ
　　ずタッチします。

　◎相手の呼吸に合わせ（1秒に5cm程度）、約3分間上下に手を移動します。移動する範囲は、肩
　　甲骨上部から肩甲骨下端までの範囲です。軽擦法でゆっくりと上下にさすりながら範囲内を移動
　　します。

　◎触れている手に相手を思いやる気持ちを集中させ、最後まで意識の集中を持続させます。

　◎ゆっくり相手から手を放します。

　◎次に相手となった人が手を添える人になり、役割交代をします。

行動を活性化する

心の元気を取り戻すために、自分の心が喜ぶ健康行動を生活の中で増やしましょう。

（目的） 活動を通してやる気を呼び起こし、活動することを通して気分の改善を図る。

（時間） 20〜30分　　（人数） 一人、またはグループ　　（準備） ノート

●行動と気分のつながりに気づこう。

　　きのう一日、あるいは今日を振り返り、時間と行動内容、その行動をしたときの気分を書き出します。気分を良くしてくれたりエネルギーを与えてくれるものには○をつけ、気分を落ち込ませたりエネルギーを消耗させるものには×をつけ、その行動をしたときの気分を書いてください。

　　例：6：30起床時、外が明るくなりはじめるのを見た（○安心）、7：00新聞を読みながらコーヒーを飲む（○喜び）、7：30遅刻しそうになり駅まで走った（×不安）、‥‥‥18：00散歩をした（○爽やか）

時　間	行　動　内　容	○または×	気　分

● **気分は刻々と動いていることに気づこう。**

　週間活動記録表を使い、自分の行動と、その行動で感じた気分（喜び、達成感、不安など）の強さを、それぞれ0～100％で書き込みましょう。行動と気分の強さを1週間記録します。あまり細かくなり過ぎないようにします。

時間＼曜日	月曜日 行動　気分（%）	火曜日 行動　気分（%）	水曜日 行動　気分（%）	木曜日 行動　気分（%）
午前				
午後				
夜				

● **週間活動記録表を眺め、行動と気分の関連性を検討しよう。**

　週間活動記録表を見て、1週間で気分は変動したか、気分の変動に何か特徴はあるか、行動したことが気分に影響したか、影響があったとすればどのように影響したのか、気分が楽になるようなことはあったか、それは何をしたときか、そのような行動を増やすことはできそうか等を考え書き出します。

一週間で気分は変動したか：

気分の変動に何か特徴はあるか：

行動したことが気分に影響したか：

　　影響があったとすればどのように影響したか：

気分が楽になるようなことはあったか：

　　それは何をしたときか：

　　そのような行動を増やすことはできそうか：

　　気分を楽にできそうな行動が他にないか：

気分が落ち込んだのは何をしたときか：

　　そのような行動を減らすことはできそうか：

　　何か別の行動に置き換えることはできそうか：

●週間活動記録表から気分のよくなる行動を意識的に選び、8～9割できそうな行動を計画しよう。

　私たちの多くの行動は、ほとんど無意識的で、習慣としてパターン化させています。

　気持ちが沈んだり不安になったとき、意識しないまま自分が辛くなるような行動をしているものです。

　また、元気なときには、喜びや達成感を感じるような行動をしているものです。

　不安行動や抑うつ行動を、やりがいや喜びを感じる行動に置き換え、心を元気にするために、週間活動記録表を見て、気分が改善した行動を選び、そのときの喜びや達成感、実行の難易度を書きます。

例：★夕食前に散歩をする―喜びや楽しみ⑤―達成感④―難易度②。★部屋を片付ける―喜びや楽しみ③―達成感⑦―難易度⑤。★音楽を聞く―喜びや楽しみ②―達成感②―難易度①）

気分が改善した行動	喜びや楽しみ	達成感	難易度

　次に、気分が改善した行動のうち8～9割できそうな行動（難易度が低い）を選び、細かく計画します。

　例えば、「夕食前に散歩をする」の行動計画であれば、散歩用の靴と服を決める→散歩前に夕食の準備を簡単にしておく→散歩前に天気予報を確認する→散歩をする日は火・土曜日とする→散歩ルートは公園か小学校→散歩は17時から17時30分の間とする等、小さなステップで自分でコントロールできる行動に落とし込みます。小さなステップにすることは成功する秘訣です。

●日常生活の中で、行動計画を実験的に実践しよう。

計画した行動を、実際に実験として行動します。

実験には成功も失敗もあります。行動の実験なので、成功する自信がなくても大丈夫。データを集めることが大切で、行動してみないと結果がどのようになるかはわかりません。

行動前、行動中、行動後の気分を観察します。実験なので、行動による気分の変化や行動と気分の関連などを観察してください。行動をするときは、別のことを考えず行動に集中しましょう。

例えば、「夕食前に散歩をする」を実行するとき、17時の散歩前の気分を観察し、散歩中の気分や17時30分の散歩後の気分も観察します。観察した結果を分析・評価します。散歩中や散歩後の気分が改善した場合、散歩を生活の一部とすることで、自分の気分を良くし自分の力で自分をコントロールすることになります。

行動するときは質より量を大切にします。少しでも気持ちが軽くなったり、やりがいを感じる行動をたくさんすることで気分の改善効果が期待できます。

●行動の記録をし、明日に生かそう。

ノートを準備します。行動実験により気づいた、良かった所、改善の余地がある所を記録し、改善点は計画をより具体的にしたり細分化します。

また、このノートには、「今日、嬉しかったこと」「今日、達成したこと」「今日、感謝すること」「赦すこと」などを記録してもよいでしょう。

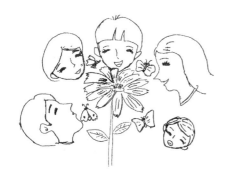

Ａさんの週間活動記録表

曜日 / 時間	月曜日 行動	気分（%）	火曜日 行動	気分（%）	水曜日‥土曜日 行動 気分（%）	日曜日 行動	気分（%）
午前	6：30 起床 7：00 朝食 7：30 走り出勤 8：30 同僚に挨拶 仕事：パート 12：00 昼食	楽しみ（30%） 喜び（60%） 不安（30%） 喜び（50%） 達成感（80%） 楽しみ（50%）	7：30 起床 8：00 朝食 9：00 掃除洗濯 10：00 横になる 12：00 昼食	楽しみ（20%） 喜び（50%） 達成感（30%） 憂うつ（50%） 楽しみ（40%）	‥‥‥ ‥‥‥ ‥‥‥	7：00 起床 8：00 朝食 9：00 掃除洗濯 10：00 映画に行く 12：00 外食	楽しみ（30%） 喜び（50%） 達成感（30%） 楽しみ（70%） 楽しみ（60%）
午後	13：00 仕事：パート 14：00 話し合い	達成感（70%） 焦り（70%）	14：00 横になる 15：00 昨日の話し合いを考える 17：00 買い物	憂うつ（60%） 悲しみ（70%） 楽しみ（30%） 憂うつ（ 5%）	‥‥‥ ‥‥‥	14：00 TVをボーと見る 16：00 庭の草取	虚しさ（60%） 達成感（60%）
夜	18：00 夕食準備 20：00 テレビ 22：00 入浴 23：00 就寝	喜び（20%） 楽しみ（20%） 喜び（80%） 楽しみ（40%）	18：00 夕食準備 19：00 卓球クラブ 22：00 入浴 23：00 就寝	喜び（20%） 楽しみ（80%） 喜び（50%） 楽しみ（40%）	‥‥‥ ‥‥‥	18：00 夕食準備 20：00 新聞読み 22：00 入浴 23：00 就寝	楽しみ（20%） 楽しみ（30%） 喜び（40%） 楽しみ（40%）

　Ａさんは、一週間記録した週間活動記録表を眺め、次のように考えました。

・**一週間で気分は変動したか**：楽しみ、喜び、達成感、不安、焦り、憂うつ、悲しみ、虚しさ等、多くの気分を経験した。

・**気分の変動に何か特徴はあるか**：予定外の出来事があったり、何もせず横になったりボーっとしていると否定的な気分になる。

・**行動したことが気分に影響したか**：影響した。

　　影響があったとすればどのように影響したか：憂うつや悲しみの気分があったが、買い物に行き憂うつな気分が改善した。虚しさがあったが、庭の草取をして達成感が生まれた。

・**気分が楽になるようなことはあったか**：あった。

　　それは何をしたときか：入浴、卓球クラブに行く、映画に行ったとき、庭の草取をしたとき。

　　そのような行動を増やすことはできそうか：卓球クラブに行く日を増やすこと、映画のDVDを借りることができる。

　　気分を楽にできそうな行動が他にないか：軽いジョギングや散歩もできるかもしれない。

・**気分が落ち込んだのは何をしたときか**：遅刻しそうになったとき、話し合いで意見を求められ上手に話せなかったとき、うまくいかなかったことを繰り返し考えるとき。

　　そのような行動を減らすことはできそうか：できそうだ。

　　何か別の行動に置き換えることはできそうか：うまくいかなかったことを繰り返し考えるとき庭の草取をする。

　Ａさんは、最も気分が改善した「卓球クラブに行く」ことを、これまでの週１回から２回に増やすこと、また、上手くいかなかったことをくり返し考えるとき庭の草取をすることを実験的に実践することにしました。

週間活動記録表

活動とそのときの気分（楽しい、喜び、ワクワク感、達成感、さみしい、悲しい、不安、イライラ、怒りなどを、それぞれ0～100％で書きましょう。）

曜日 時間	月曜日 行動	月曜日 気分（％）	火曜日 行動	火曜日 気分（％）	水曜日 行動	水曜日 気分（％）	木曜日 行動	木曜日 気分（％）	金曜日 行動	金曜日 気分（％）	土曜日 行動	土曜日 気分（％）	日曜日 行動	日曜日 気分（％）
午前														
午後														
夜														

問題解決技法を使う

現実に困っている問題、抱えている問題を目に見える形にし、解決策を見つけ行動計画を立て、予行演習をしてみましょう。

目的 現実にある問題に対処する。

時間 20～30分　　**人数** 一人、またはグループ

準備 ホワイトボード

●問題をはっきりさせよう。

　自分が抱えている問題を書き出します。問題が何個か出てきたら、関係するものを集めグループを作ります。できたグループの中で、どの問題を解決するか一つ決めます。

　決めるときのポイントは、大き過ぎる問題やすぐには解決できない問題を選ばず、自分が現実に取り組める問題を選ぶことです。

　その問題について、5W1H（誰が、何を、いつ、どこで、どのように）で書きます。

```
問題：
```

●目標を決めよう。

　その問題をどうしたいのか、どうなれば自分が楽になれるかと考え、現実的な目標を決めましょう。このとき、他者が変化することを望むことは、現実的な目標とはいえないと考えましょう。

```
目標：
```

●解決策を生み出そう。

　思いついたことを何でもよいので、できるだけ多くの解決策を出します。それが良い方法かどうかは判断せずに、たくさんのアイデアを書きましょう。

　多くの案を出すほど成功しやすく（数の原理）、後から出てきた案ほど効果的です（判断延期の原理）。

　大きな方向づけ（戦略）と具体的な方法（戦術）も出したほうが効果的です。

◎

◎

◎

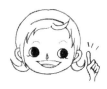

●解決策を検討しよう。

出した解決策の一つひとつについて、長所と短所を考えます。

◎解決策

◎長所

◎短所

◎解決策

◎長所

◎短所

◎解決策

◎長所

◎短所

◎解決策

◎長所

◎短所

●解決策を決めよう。

解決策の長所と短所を眺め、どの方法が実行できる可能性が高く解決につながりそうな方法か考え、最も適切な解決策を一つ選び決めましょう。

●**行動計画をたてましょう。**

　　解決策を具体的な行動計画にします。何を、いつから、いつまでに、どのように、どのくらい、どうやって、と具体的に計画しましょう。また、うまくいかなかった場合の対処法もあらかじめ考えておくと、慌てることも少なく次の解決策も考えやすくなります。

●**行動計画の予行演習をしましょう。**

　　具体的に立てた行動計画について、実際の場面に近づけて予行演習をします。

　　グループで作業をしている場合は、グループの人が相手役割を担い予行演習をしましょう。

　　その際、相手役割を担った人に予行演習後の気分を聞いてみましょう。相手は自分が考えるような、自分に対する否定的な気持ちをもたないことに気づく場合が多々あります。

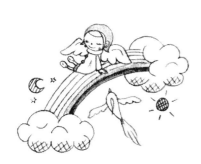

Ａさんの問題解決ワークシート

問題の明確化	人と話をするとき、話に集中できない。 　金銭的余裕があまりない。 人と話をするとき、そわそわする。 　欲しい物が買えない。 人と話すと口が渇き、喋りにくい。
	私は１か月前にこの地に引っ越してきた。この地での知り合いは２人いるがほとんどの人と初対面である。昨日、地域自治会の話し合いで、隣に座ったＨさんが私に話しかけてきた。 Ｈさんは、「自治会活動内容に対しどのように思うか」と私に話しかけてきた。Ｈさんに聞かれても話に集中できず考えがまとまらず、そわそわした。私はＨさんと初対面であった。集中できない、考えがまとまらないのは、初対面の人と話をするとき自分が緊張することが関係していると思う。
目標	初対面の人と話をする場合、緊張を解いて話ができる。
解決策の生み出し	①一人ではなく、複数人の中に入って、初対面の人と話をする。 ②安心できる人が一緒にいるときに、初対面の人と話をする。 ③初対面の人との共通点を探して話をする。 ④無理に話をせずに、会釈や挨拶や短い話をする。 ⑤初対面の人の名前を聞いて、参加したことを労う。

解決策の検討	解決策	長所	短所
	①	緊張しなく、心の負担が軽い	失敗するときつい
	②	他の人が喋ってくれるので軽くなる 話題が広がりやすい フォローが期待できる	他の人にどう思われるか心配 自分の成長が阻まれる
	③	共通の話題で繋がりやすい 相手の良いところを見つけやすくなる	共通点があるとは限らない 失礼な発言になる恐れもある
	④	簡単にできる	タイミングを掴めるか自信がない
	⑤	仲間意識が芽生える 気軽にできる	わざとらしくなる可能性がある

解決策の決定	安心できる人が一緒にいるときに、初対面の人と話をする。
行動計画	いつから：来月の自治会話し合い どのように：①家族と二人で自治会話し合いに参加する。 　　　　　　②次に、自分の名前を名乗り「○○です。よろしくお願いします」と言う。 　　　　　　③「名前を伺ってもよろしいでしょうか」と聞く。 　　　　　　④「○○さんですね、よろしくお願いします」と言い、自己紹介を続けてもよいか聞く。
行動の予行演習	グループの人に相手役になってもらい、予行演習をした。
解決策の評価	

Bさんの問題解決ワークシート

問題の明確化	週2回、母から電話かメールがある。母は私の体調を心配し、電話やメールの内容は私の体調の話が中心である。母が心配したところで問題が解決するわけでもなく、「特に変わりない」と返事を返すが、母は「詳しく教えて」と言う。母からの連絡に対し悲しくなり「困ったなあ」と思い（これまでの人生で最高の困り事）、連絡に対応することが苦痛になっている。この1年間、実家に帰っていない。母は同居の義母との関係が悪く、また更年期で様々な症状をもっている。		
目標	私にストレスがかからない程度で、母が納得する返事を返す。		
解決策の生み出し	①5日以上の連続休暇が取れたとき、実家に帰り、母と直接話をする。 ②連絡する日（1回／月）を母と決める。 ③電話を着信拒否にする。 ④私への関心を他に向けるため、興味がある習い事をするよう母に勧め、母が何かに集中できるようサポートする。		
解決策の検討	解決策	長所	短所
	①	母だけでなく友人にも会える	母に私の行動を詮索される 母と義母の間に入ることが苦痛
	②	月に1回なので辛抱できる	母に「そんなに私を嫌いなのか」と言われることが不快 母が約束を守らない可能性は高い
	③	気持ちが楽になる	縁を切るようで悲しくなる
	④	私への関わりが減る	成功する保証はない
解決策の決定	私への関心を他に向けるため、興味がある習い事をするよう母に勧め、母が何かに集中できるようサポートする。		
行動計画	いつから：母の心身の調子が良いときを見計らい、次のことを言ってみる。 どのように：①感謝の言葉（いつも、気を配ってくれてありがとう） ②近況報告（以前に比べ、少し良くなった事実を伝える） ③前置き（今から言うことは、私のためだと思って聞いてほしいんだ） ④本題（私は、自分の調子を人に聞かれると、聞かれても問題が解決するわけでもないので悲しくなり困ると感じるんだと伝える。 母の反応に対し、「私は○○と感じる」と私を主語にして話し、決して母を主語にしない（お母さんは○○と言うなど、母を主語にすると、母は自分が責められていると感じ、私を攻撃するため）。 母が冷静であることを確認後、母の趣味の話を持ちかけ、趣味をしていたときの母の生き生きした様子を懐かしいと話題にする）。		
行動の予行演習	グループの人に母役になってもらい、予行演習をした。		
解決策の評価			

問題解決ワークシート

問題の明確化 ＊困っている問題、抱えている問題を書き出そう。 ＊関係するものを集め、グループ化しよう。 ＊どの問題を解決するか一つ決めよう。 ＊その問題を5W1Hで書こう。	
目標 ＊現実的な望む結果を書こう。	
解決策の生み出し ＊たくさんのアイデアを。 ＊無理だと判断をせず。 ＊大きな方向性と、達成するための小さな目標を。	

	解決策	長所	短所
解決策の検討 ＊長所と短所を書こう。			

解決策の決定 ＊解決策を一つ選ぼう。	
行動計画 ＊解決策を具体的なプランに。 　何を、いつから、 　いつまでに、どのように、 　どのくらい 　どうやって ＊うまくいかない場合は？	
行動の予行演習	
解決策の評価	

上手な主張の仕方を練習する

相手のことも自分のことも思いやりながら、自分の言いたいことを上手に伝える練習をしてみましょう。

目的　自分が言いたいことを望ましい言葉で上手に伝える。

時間　20〜30分　　**人数**　グループ

●こんなことを言うと相手が気を悪くするにちがいない、こんなことを言うと嫌われるだろう、話さなくてもわかってくれるはずだ、などと考え、自分が言いたいことを上手く言えない、相手を傷つける言い方をしてしまうなどでストレスを溜めていませんか？

●役割演技をしてみよう！

　もっと上手に自分の気持ちを伝えられたらよかった、と思った出来事を書き出してみましょう。

例：買い物をする時間がなく家族に頼まれていた物を買えなかったときに、一方的に家族から怒鳴られ、何も言えず黙ってしまった。

　書き出した場面を一つ選びます。その場面について、相手役を決め、いつものやり方で演技をしましょう。相手役の人は役割になりきることがポイントです。

　役割演技終了後、次のことを話し合います。

◎相手役の人は、演技終了後の今の気持ちを教えてあげてください。

◎場面を提供した人は、演技終了後の今の気持ちを教えてあげてください。

●アサーショントレーニングをしよう。

　相手のことも自分のことも思いやりながら、自分の言いたいことを伝える方法を学びましょう。
まず、攻撃的な（自分のことだけを思いやった）言い方を書いてみます。
例：「そんなに怒鳴らなくてもいいじゃないの。いつも私に買い物を頼んで。本当に必要なら自分
　　で買えばいいじゃない」と、大声できつく言う。

　次に、受け身的な（相手のことだけを思いやった）言い方を書いてみます。
例：「ごめんなさい」と、小さな声で言って黙り込む。

　最後に、望ましい（相手のことも自分のことも思いやった）言い方を考えましょう。
例：「頼まれていた物を、今日は買えなくてごめんなさいね。待っていたのはわかるけど、今日は
　　買う時間がなかったので、時間が取れた日に買うね」と、家族の目を見て穏やかに言う。

●再び、役割演技をしてみよう！

　上手に自分の気持ちを伝えるために、書き出した望ましい言い方で、再び最初の場面について練習しましょう。
　役割演技終了後、次のことを話し合います。
◎相手役の人は、演技終了後の今の気持ちを教えてあげてください。
◎自分のとった行動で良かった点を皆で出し合い、褒めましょう。
◎こうすればもっと良くなるというアイデアを、出し合いましょう。

●対人関係のコツ

　　対人関係の法則として、一方が支配的になると相手は服従的になり、服従的になると相手は支配的になります（力の関係）。一方が友好的に接すると相手も友好的に、敵対的に接すると相手も敵対的になります（距離の関係）。

　　対人関係のコツとして、「私は○○のように思う」「私は○○のように感じる」「私は困っている」と自分を主語にする、短い言葉で言いたいことを簡潔にまとめ考えをはっきり伝える、話さなくてもわかり合えることはないと自覚する、事前に声に出して練習する、コミュニケーション技術を効果的に使うなどがあります。

●対人関係を円滑にするコミュニケーション技術

◎相手の目を見て話す（8割がたの視線の触れ合い）　　　◎微笑とうなずき

◎は行返し（ハアー、フーン、ヘエー、ホー）　　　◎オウム返し（相手が言ったことをくり返す）

◎やや前かがみの姿勢　　◎穏やかな声とスピード　　◎ジェスチャー

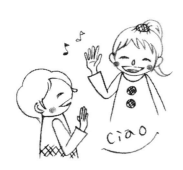

パート３　認知的技法を使おう

自分の体験全体をながめる

　　自分を好きになれない、あるいは尊敬できない状況を取りあげ、そのときの自分の様子を認知行動療法の六つの領域について書き出し、自分の体験全体をながめて整理してみましょう。

(目的)　自分の体験について書き出し、観察し整理する。

(時間)　20～30分　　(人数)　一人、またはグループ

(準備)　ホワイトボード

●気分を確かめ、自動思考を見つめ、書き出し、悪循環を見つけよう。
　・状況を観察し書く
　　最近、自分を好きになれない状況がありましたか？　それはどのような状況でしたか？
　　5W1H（いつ、どこで、誰が誰と、何を、どのように）で具体的に書きましょう。

状況：

　・気分を観察し書く
　　その状況で感じた不快な気分（一つの言葉で表現できる）をすべて教えてください。
　　例えば、憂うつ、不安、怒りなどです。
　　その気分について、あなたが経験した最大を100％としたとき、このときは何％でしたか？
　　（例：まったくない0％、少し25％、中くらい50％、かなり75％、最大100％）

気分（％）：　　　　（％）　　　　（％）　　　　（％）　　　　（％）
　　　　　　　　　　（％）　　　　（％）　　　　（％）　　　　（％）

・身体反応を観察し書く

その気分のとき、身体はどのような反応を示しましたか?

例えば、動悸がした、冷や汗をかいた、胃痛がした、こぶしを握った、などです。

身体反応:

・行動を観察し書く

その気分のとき、あなたはどのような行動をとりましたか?

例えば、何も言えずその場を去った、仕事が手につかない、物に当たった、などです。

行動:

・自動思考（勝手に浮かぶ考えやイメージ）を観察し捉まえる

その不快な気分を感じた場面を、ゆっくり思い出しましょう。

その場面で、どのような否定的な考えが頭を瞬間的に横切りましたか。

気分は一つの言葉で表現できるものですが、自動思考は文章になって浮かんでくるものです。それぞれの気分を感じているときに、瞬間に勝手に横切った否定的な考えやイメージをできるだけ順番に思い出し、書き出しましょう。

自動思考:

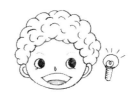

・スキーマ（心のクセ）を探す（できる場合のみすればよい）

　気づいた自動思考に対して、自分の心の中で問いかけてみましょう。

　問いかけ方は、「その自動思考が事実だとしたら、自分についていえばそれはどういうことか」「その自動思考が事実だとしたら、自分の生活にとって、未来にとって、どのような意味をもつのか」などです。

　また、自動思考にある共通するパターンからスキーマ（心のクセ）を見つけることもできます。

　非健全なスキーマ（心のクセ）の例として、私は十分でない、私は力がない、私は劣っている、私は望まれない、私は悪い、人に弱みを見せてはいけない、人は自分を利用するだけだ、などがあります。

　スキーマ（心のクセ）は自動思考の下にあるので、見つけるために少し時間がかかるかもしれません。できる人は、ぜひ挑戦してみましょう。

```
スキーマ（心のクセ）：
```

・状況、気分、自動思考、身体反応、行動、（スキーマ）の悪循環を整理する

　自分を好きになれない状況のとき、〜というスキーマ（心のクセ）が活性化し、〜のような自動思考が生まれ、その結果ネガティブで強烈な感情である〜が生まれ、同時に〜の身体反応が出た。そして、その場では〜の行動をとった、と各領域の関係を整理しましょう。

　このとき、時間の経過とともに自動思考や気分、身体反応、行動が変化していることを見つけることができれば、自分が悪循環に入っていることの理解が深まります。

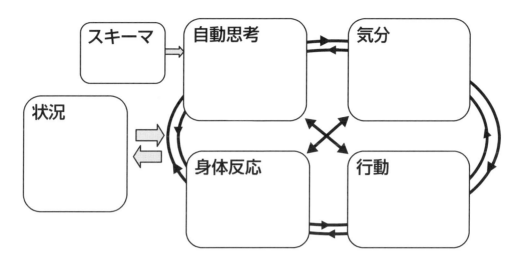

自分を観察し、ここまで整理できたことは本当に凄いことです！

　一つの領域における望ましくない変化は、他の領域に望ましくない変化を起こし、自分を悪循環に入らせます。

　逆に、**ある領域における望ましい変化は、別の領域に望ましい変化を引き出し、それにより悪循環からの苦しみから脱出できます。**

　さあ、次は悪循環から脱出する方法へと進みましょう。

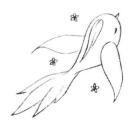

Aさんの体験全体をながめるシート

ここに、Aさんが悪循環に入っていた例を紹介します。

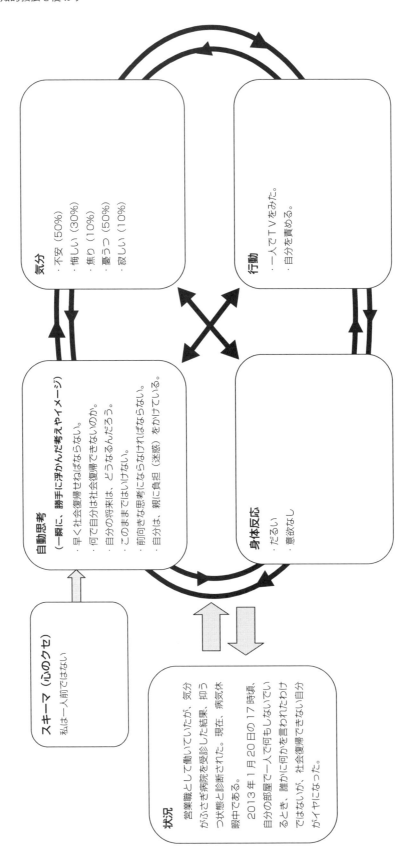

気分
・不安（50%）
・悔しい（30%）
・焦り（10%）
・憂うつ（50%）
・寂しい（10%）

行動
・一人でTVをみた。
・自分を責める。

自動思考
（一瞬に、勝手に浮かんだ考えやイメージ）
・早く社会復帰せねばならない。
・何で自分は社会復帰できないのか。
・自分の将来は、どうなるんだろう。
・このままではいけない。
・前向きな思考にならなければならない。
・自分は、親に負担（迷惑）をかけている。

身体反応
・だるい
・意欲なし

スキーマ（心のクセ）
私は一人前ではない

状況
営業職として働いていたが、気分がふさぎ込み病院を受診した結果、抑うつ状態と診断された。現在、病気休暇中である。
2013年1月20日の17時頃、自分の部屋で一人で何もしないでいるとき、誰かに何かを言われたわけではないが、社会復帰できない自分がイヤになった。

スキーマ（心のクセ）・自動思考・気分・身体反応・行動の関係

営業職として働いていたが、気分がふさぎ込む状態になり、現在、病気休暇中である。抑うつ状態と診断された。

2013年1月20日の17時頃、自分の部屋で一人で何もしないでいると、誰かに何かを言われたわけではないが、社会復帰できない自分がイヤになるという状況であった。そのとき、普段、休止している「私は一人前ではない」というスキーマ（心のクセ）が活性化されて、「早く社会復帰せねばならない」という考えが頭の中を横切った。すると「何で自分は社会復帰できないのか」という否定的な考えが出てきて、「自分の将来は、どうなるんだろう」という考えも出てきた。

その結果、「不安」の気分が湧き出てきた。そのとき、体は「だるい」と感じてであった。「不安」な気分になると、「このままではいけない」「前向きな思考にならなければ」という考えが次々に出てきて、それらが頭の中をグルグルしまわり、「悔しい」気分や「焦り」の気分も出てきた。

そこで、気分を変えようと一人でテレビを見たが、「早く社会復帰できないのか」「このままではいけない」「何で社会復帰できないのか」「このままではいけない」気分も出てきた。

「前向きな思考にならなければならない」という考えが頭の中をグルグル回り、それらの考えは収まらず、むしろ時間の経過とともにますます強くなった。そのために、「不安」や「悔しい」気分や「焦り」の気分も続いた。そのうち、「自分は、親に負担（迷惑）をかけている」という考えが頭の中を横切り、一人前ではないというスキーマ（心のクセ）をますます強くするとともに、自分を責める引い行動をとった。すると気分が「憂うつ」な気分が生まれるとともに「寂しい」気分も生まれた。

「私は一人前ではない」というスキーマ（心のクセ）は簡単に変化しないために、時間が過ぎても「早く社会復帰せねばならない」「親に負担（迷惑）をかけている」「何で社会復帰できないのか」「自分の将来は、どうなるんだろう」「このままではいけない」「前向きな思考は収まらず、むしろ状況を思い出してはグルグル考えることがエスカレートし、不快な「不安」「憂うつ」「悔しい」「焦り」「寂しい」気分や不快な身体反応もそのまま続いた。場所や時間が変わっても、ひたすらグルグル思考に落ち込まれ、そのため不快な気分や身体反応も続いた。

Bさんの体験全体をながめるシート

Bさんが悪循環に入っていた例を紹介します。

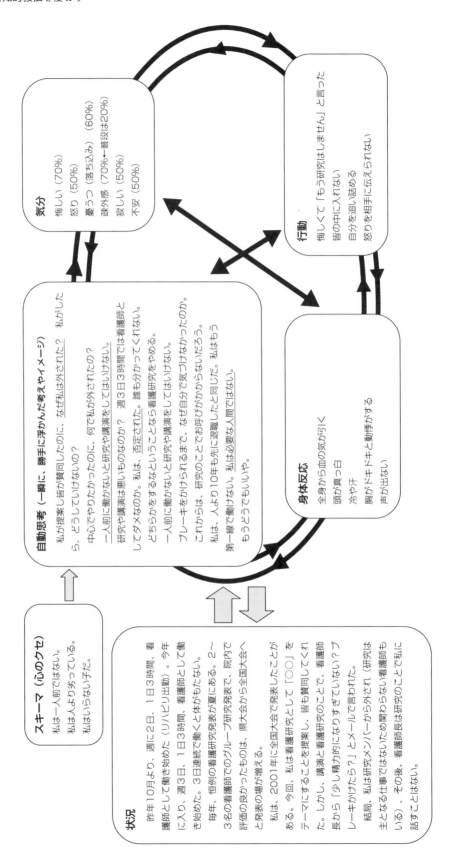

スキーマ(心のクセ)・自動思考・気分・身体反応・行動の関係

看護師長からメールが入ったとき、「私が提案し皆が賛同したのに、なぜ私が外された?」という考えが頭の中を横切り、「悔しい」気分が湧き出てきた。

と同時に「全身から血の気が引き」「頭が真っ白」になった。すると「私は人より劣っている」「頭が真っ白だ」といったスキーマ(心のクセ)が活性化し、「私がいたら、どうしていけないの?」「中心でやりたかったのに、何で私が外されたの?」という考えが次々に出てきて、それらが頭の中をグルグル回り、「悔しい」気分がどんどん大きくなり、「胸がドキドキと動悸」がしたり「冷や汗」など不快な体の反応が出てきて、悔しくて、「もう研究はしません」と看護師長に言った。同時に、「私は人より劣っている」「私は半人前」と自分を責め「自分を追い詰める」行動をとった。そして一度取り出した「自分を追い詰める」行動は、「研究や講演は悪いものなのか?」週3日3時間では看護師としてダメなのか」と自分にストップをかけた外側(看護師長?組織?)への「怒り」と、「なぜ自分で気づけなかったのか?」と内側(自分自身)への「怒り」の気分を生じさせた。

怒りの気分は、ますます「胸がドキドキと動悸」や「冷や汗」も引き起こし、「私は否定された」「誰もわかってくれない」という考えが頭の中を通り過ぎ、「疎外感」の気分が生まれた。どんな所でもどんなときでもグルグル回る思考は収まらず、「私は人より劣っている」「これは一人前ではない」というスキーマ(心のクセ)をさらに強めた。また、「私はいらない子だ」というスキーマも活性化し、グルグル回る思考は収まらず、むしろ時間が経過すればするほどグルグル考えることがエスカレートし、「どちらかをするなどということなら看護研究をやめる」「一人前に働かないと研究や講演をしてはいけない」「これからは、研究のことでお呼びがかからないだろう」「私は、人より10年も先に退職したことと同じだ」「私はもう第一線では動けない」「私は必要な人間ではない」という考えが次々に浮かび、「自分を追い詰める」ことを続けるうちに、「寂しい」気分や「不安」な気分が生まれ「憂うつ(落ち込み)」な気分が生まれた。「憂うつ」な気分は「誰もわかってくれない」「私は否定された」の思考をさらに強め「もうどうでもいいや」という考えを引き起こした。そして自分が怒るように「声を出せない」状態が生まれ、「皆の中に入れない」行動を取っていた。そして夜眠れなくなってきた。どんな所でも、どんなときでもグルグル回る思考は収まらず、むしろ時間が経過すればするほどグルグル考えることがエスカレートするため、ネガティブな気分と身体反応と行動も持続し、カテゴリー間の悪循環は持続した。夜、布団に入ってもこの悪循環から抜け出せなかった。

体験全体をながめるシート

AさんやBさんの例を見て、六つの領域はつながり、彼らが悪循環に巻き込まれていることが理解できたでしょうか。

次に自分の場合を考えてみましょう。

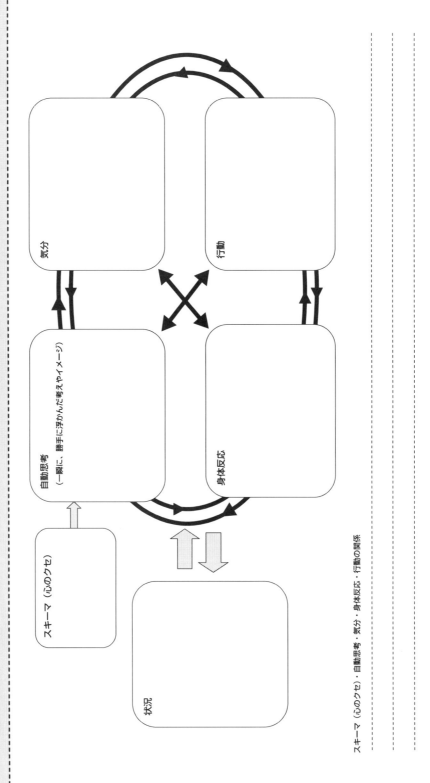

気分

行動

自動思考
（一瞬に、勝手に浮かんだ考えやイメージ）

身体反応

スキーマ（心のクセ）

状況

スキーマ（心のクセ）・自動思考・気分・身体反応・行動の関係

バランスのよい考え方を取り入れる

体験全体をながめるシートに書いた悪循環から脱出するために、認知再構成法を使いながら認知を広げ、バランスの良い考え方を取り戻しましょう。

（目的） 自動思考を検討し認知を広げ、考え方のバランス回復を図る。

（時間） 20〜30分　　（人数） 一人、またはグループ

●検討したい気分を決めよう。

　体験全体をながめるシートに書いたすべての気分を、「〜という気分がある（％）」と書きましょう。このように書くことは、自分と気分の間に距離をもたせ、気分にとらわれることを防ぎます。今回、**検討したい気分を一つ取り上げ**、○をつけましょう。

気分（％）：　　　　　　という気分がある（　　％）

●気分に最も影響したホットな自動思考を探そう。

　上で取り上げた一つの気分のときに、頭を横切った否定的な考えやイメージをたくさんつかまえ、「〜という自動思考がある」と書きましょう。

　「〜という自動思考がある」と書くことで自分を客観的に眺め、自動思考にとらわれないようにします。

　つかまえた自動思考のうち、**検討したい気分に最も影響を与えた自動思考一つ（ホットな自動思考）**に○をつけましょう。

自動思考：　　　　　　　　という自動思考がある。

●根拠を探そう。

　　ホットな自動思考について、自動思考を肯定する根拠、否定する根拠を書きます。

　　根拠は「きっと、そうに違いない」という思い込みや解釈は含まず、事実だけを書きます。

　　自動思考を否定する根拠を積極的に、また自分の強みと関連づけて探しましょう。

自動思考を肯定する根拠：
_____

_____

_____

_____

_____

自動思考を否定する根拠：
_____

_____

_____

_____

_____

●根拠を信じるまたは信じない（こだわる、またはこだわらない）利点を検討しよう。

　　自分が楽になるのは、肯定する根拠と否定する根拠のどちらを信じるほうか？と考えます。

　　その後、自動思考を肯定する根拠と否定する根拠を信じる（こだわる）利点、信じない（こだわらない）利点を検討します。

　　否定する根拠を信じることと肯定する根拠にこだわらない利点が、自分にとって大きいと判断できれば、否定する根拠を取り入れ、肯定する根拠にこだわらない選択がしやすくなり、楽になります。

肯定する根拠にこだわる利点：
_____

_____

　　　　こだわらない利点：
_____

否定する根拠を信じる利点：
_____

_____

　　　　信じない利点：
_____

_____

●認知の偏りにとらわれていないだろうか。

　　自動思考をチェックし、自分は認知の偏りにとらわれていないか検討してみます。

　　人は誰でも、何らかの認知の偏りをもっているものです。認知の偏りをもっていることは悪いことでも何でもありません。

　　ただ、自分がそのような傾向をもつことに気づいていることが大切です。

　　認知の偏りの種類には、次のようなものがあります。

　　　◎**すべき思考**（〜すべきだ、と必要以上に、自分にプレシャーをかける）

　　　◎**部分的焦点づけ**（自分が注目していることだけに目を向け、短絡的に結論づける）

　　　◎**全か無か思考**（物事を極端に白か黒かのどちらかに分ける考え方）

　　　◎**一般化のし過ぎ**（一つの良くないことを取り上げ一般化し、すべてが同様の結果になると結論づけたり、この先も同じことが起きると考える）

　　　◎**拡大解釈と過小評価**（出来事または感覚の意味を誇張して、または軽視してとらえる）

　　　◎**結論の飛躍**（相反する根拠があったり、また根拠がないにもかかわらず、相手の心を深読みし決めつけるなど、理由もなく否定的な結論を出す）

　　　◎**自分自身への関連づけ**（自分との関連の根拠が乏しいか、それがまったくなくても、関係のない出来事と自分自身とを関連づける）などがあります。

　　自分の特徴がわかれば、自分の認知の偏りを他人ごとのように眺め、それにとらわれず自分とつき合うために「〜という認知がある」と記入します。

認知の偏り：
_____

_____

_____
　　　　　　　　　　　　　　　　　　　　　　　　　　　　という認知がある。
_____

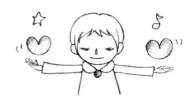

●自動思考をはね返す考え（反証）を出そう。

反証を考えるとき、次のように自分に語りかけます。

◎自分の娘（大切な人）が同じようなことで悩んでいたら、何とアドバイスするか。

◎母親（親しい人）にこの考えを打ち明けたら、何とアドバイスしてくれるか。

◎自分の親しい人が同じようなことで悩んでいたら、何とアドバイスするか。

◎自分の考えに100人中、何人が同意するか。同意しない人は何と言うか。

◎相手から自分を見たら、どう見えるか。

◎元気だったころは、同じような状況でどのような見方をしていたか。

◎それは誰が見ても同じに見えるか。

◎神様だったら、何というか。

◎ネガティブな表現をポジティブな表現に言い換える（リフレーミング）。例えば、人見知りは慎重といえる。

◎以前、似たような経験をしたとき、どのようにしたか。

◎5年後に同じ経験をしたら、どのように考えるか。

頭を柔軟にして、自分の強みと関連させながらたくさんのアイデアを出しましょう。

グループで行う場合は、グループの人がいろいろな見方で言ってあげましょう。

> 反証：
>
>
>
>

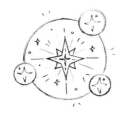

●バランスのとれた考えを生みだそう。

　　取りあげた自動思考について、それを裏づけるすべての根拠を一つの文に要約し、自動思考に矛盾するすべての証拠（反証）も一つの文に要約し、二つの文を「しかし」でつなぐと、広い情報を考慮した総合的な柔軟な考え方になります。自分の偏った考えを否定したり、修正したり、バランスの取れた考えだけを肯定する必要はありません。どれも自分の一部です。

バランスのとれた考え：
_____

_____

_____

_____

_____

●気分を見つめる

　　今の気分を％で表し、バランスの取れた考えを出す前の気分と比較しましょう。ここまでの作業で、新たな気分があればそれも書きましょう。

気分（％）：　　　　　という気分がある（　　％）
_____

_____

_____

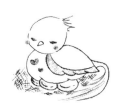

Ａさんのバランスのよい考え方を取り入れる認知再構成記録表

　Ａさんは体験全体を眺めるシートを書き、自分が悪循環に入っていることに気づきました。悪循環から這い出るために認知再構成をし、考えを広げバランスのよい考え方をするようになり、Ａさんは楽になり、前よりも自分を好きになったと話しました。

Ａさんの認知再構成記録表

①状況	営業職として働いていたが、気分がふさぎ病院を受診した結果、抑うつ状態と診断された。現在、病気休暇中である。 　2013年1月20日の17時頃、自分の部屋で一人で何もしないでいるとき、誰かに何かを言われたわけではないが、社会復帰できない自分がイヤになった。	
②気分（％） （検討したい気分に〇をつける）	〇不安という気分がある（50％）、悔しいという気分がある（30％）、焦りの気分がある（10％）、憂うつな気分がある（50％）、寂しいという気分がある（10％）	
③自動思考 （〇：ホットな自動思考）	〇早く社会復帰せねばならない、という自動思考がある。 ・何で自分は社会復帰できないのか、という自動思考がある。 ・自分の将来はどうなるんだろう、という自動思考がある。	
④根拠 （事実のみで推論はダメ）	【自動思考を肯定する根拠】 ・仕事でトラウマがあり、現在は休職。 ・貯金がなく、収入も少ない。 ・同期で入社した人は、皆元気で働いている。 ・月に5万円程度、親からもらい、同じ家で生活している。 （それにこだわる利点） 　出費を抑えることができる。 （それにこだわらない利点） 　病気の治療に専念できる。 　それなりに生活を楽しめる。	【自動思考を否定する根拠】 ・両親は、自分が以前に2回失敗したので、徐々に焦らずにやっていけばよいと言う。 ・上司は、治るまで休みなさいと言う。 ・自分は、当事者会に毎回参加している。 ・当事者会では、参加者と話し意見も言う。 ・自分が休んでも他の人でカバーできている。 ・家事手伝いに対し、親から感謝される。 （それを信じる利点） 　病気治療に専念でき、結果として早い社会復帰につながる可能性がある。 （それを信じない利点） 　なし
⑤認知の偏り	自分のせいにして、社会復帰すべきと過剰に受け止める認知がある（すべき思考）。欠点や失敗は拡大してとらえるが、自分の長所や成功はことさら小さくみる認知がある（過少評価）。	

⑥自動思考をはね返す考え （反証）	・これまで、自分は一生懸命に働き、責任者にもなっていた。今まで働き過ぎた。 ・急いで生きなくてもいい。ゆっくり生きたらいい。 ・休職中でも生活が乱れることなく、朝も通常に起き規則正しい生活をしている。 ・当事者会に参加し、参加したときは他の参加者と話をしている。仕事への復帰だけが社会復帰ではなく、今、参加している会も含め、社会復帰の段階に自分はいる。これは現状から脱出して社会復帰に向かっていることである。 ・自分の長所として、いろいろなことに気づき、内省でき、場に出ることができている。 　またメンバーからは「優しい」「目が澄んでいる」と言われる。 ・先のことを深く考え過ぎず、なるようになるという気持ちも必要だ。 ・将来のことを考え過ぎず、焦らずボチボチと、今は人生の「なか休み」だ。 ・今回病気になったのは自分だけの問題ではなく、職場の環境も影響している。 ・今は人生へのエネルギーを貯めている時期だ。
⑦バランスのとれた考え	・現在、休職し、お金もなく親からの援助を受けており、早く社会復帰しなければと自分にプレッシャーをかけている。しかし、自分は規則正しい生活を送り当事者会にも参加し、社会復帰に向かっている。 あまり自分を責めなくてもいいんじゃないか、自分をもっと褒めてやってもいいんじゃないか。今は人生の「なか休み」だし、エネルギーを貯めている時期だ。なるようにしかならない。 一日が終わり入浴するとき、「今日一日、よう頑張った」と自分に言おう。
⑧気分（%）	○不安という気分がある（15%）、悔しいという気分がある（30%）、焦りという気分がある（5%）、憂うつという気分がある（30%）、寂しいという気分がある（10%）、安心という気分がある（50%）

　Aさんは「楽になった」と言い、新たに「安心」の気分が生まれました。憂うつな表情から、スッキリした表情になり、自分を好きな程度を聞くと、「前は10%であったが、今は30%」と言いました。

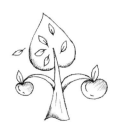

Bさんのバランスのよい考え方を取り入れる認知再構成記録表

　Bさんも体験全体を眺めるシートを書くことで、自分が悪循環に入っていることに気づき、悪循環から這い出るために認知再構成をし、考えを広げバランスのよい考え方をするようになりました。

　結果、Bさんの気分はずいぶん変わり、自信が出てきたと話しました。

Bさんの認知再構成記録表

①状況	昨年10月より週2日、1日3時間看護師としてリハビリ出勤中。 　今年に入り、週3日、1日3時間の勤務をしている。毎年、恒例の看護研究発表が夏にある。 　私は2001年に全国大会で、研究結果を発表した。 　今回の研究のテーマを提案したところ、皆が賛同した。 　2010年5月29日、看護師長から「講演と看護研究で、少し精力的になりすぎていない？　ブレーキかけたら？」とメールで言われた。	
②気分（%） （検討したい気分に○をつける）	○悔しいという気分がある（70%）、怒りの気分がある（50%）、憂うつ・落ち込みという気分がある（60%）、疎外感という気分がある（70%←普段は20%）、寂しいという気分がある（50%）、不安という気分がある（50%）	
③自動思考 （○：ホットな自動思考）	○私は外された、という自動思考がある。 　一人前に働かないと、研究や講演をしてはいけない、という自動思考がある。 　私は否定された、という自動思考がある。 　私は必要な人間ではない、という自動思考がある。	
④根拠 （事実だけを書き推論は書かない）	**【自動思考を肯定する根拠】** ・以前に主任として働いていたが、今は准看護師に叱られることもある。 ・自分に与えられている仕事が、他人によって既に行われているときもあった。 ・一日中勤務していないために流れがつかめず、一つひとつのことを聞き、確認する必要がある。 ・研究について看護師は何も言わないが、自分の見えないところで資料を作り進めている。	**【自動思考を否定する根拠】** ・参加しなくていいとは言われていない。 ・師長は、スタッフの健康を守ることが自分の役割であると常々言っている。 ・師長は、病棟のチームワークを気にかけ、時々「どう？」と聞いてくれる。 ・病棟カンファレンスで私がテーマを出したとき、皆が賛同した。 ・病棟業務において自分の役割は決まっている。 ・病棟での業務手順が一定でなく、スタッフにより、考え方・やり方が異なる。 ・スタッフは休憩室で、「一緒にお茶を飲もう」と誘ってくれる。 ・リハビリ出勤であり、全責任を負わなくてもよいと上司が配慮してくれる。 ・体調がよいときには、業務上で気をつけるべきことを聞いてから行動している。 ・知らない人にも、よく道などを尋ねられる。
	（それにこだわる利点） 　なし	（それを信じる利点） 　自分の存在価値を見い出せる 　楽になる

	（それにこだわらない利点） 仕事に対する責任の負担が軽くなる	（それを信じない利点） なし
⑤認知の偏り	全か無かという認知がある（物事を極端に白か黒かのどちらかに分ける考え）。 結論の飛躍という認知がある（相手の心を深読みし決めつけるなど、理由もなく否定的な結論を出す）。 自分自身への関連づけという認知がある（良くない出来事を、理由があるにもかかわらず、自分のせいにする）。	
⑥自動思考をはね返す考え （反証）	・テーマの着眼が良いために、皆がそれを取り上げた。研究はテーマがとても大切である。従って、自分は大きなところで研究に参加している。 ・テーマを取り上げてくれたこと自体、スタッフが自分を評価してくれていることである。 ・今はリハビリ出勤であり、「給料をもらうことを大切に考える」と、割り切ってもよい。 ・スタッフの健康を守ることを第一に考える師長は、自分を長い目で見ており、元気になってほしいと考えている。 ・7か月間ほとんど休まずに出勤すること自体がすごいことである。 　7か月間出勤しているのは、「辞めてほしい」と言われないことであり、それは仕事ができているからであり、辞めなくてよい状態である。 ・このようなしんどい状態で仕事をしている自分は、本当に強いし、エネルギーがある。 ・患者さんが良くなることを自分のことのように喜べる自分は、人間的にすごいし、大きい。 ・自分は相手の目線で話をし、安心して話せる優しい雰囲気をもつ。 ・自分は「どうでもいいや」と言いながら、本当は投げ出すことをしない強さをもつ。 ・もし、看護研究をしていたら、体がもたなくなっていただろう。 ・自分を高く評価してもよい。	
⑦バランスのとれた考え	現在、私はリハビリ出勤中であり、以前のように働けず、看護研究にも参加していない。 しかし、私は今、頑張る時期ではない。頑張れるときはまたくる。 今、頑張ると自分が壊れる。 研究については、私が提案したテーマに誰も反対せず、皆やろうと言ってくれた。 研究メンバーとして関われないことは悔しいけど、着眼点は良かったので、研究に貢献できた。 自分は必要でない人間ではない。よく考えると、必要でない人間はいない。 今、自分が生きていることは、必要であるから生きている。 生きる必要性があるから生きている。 ちょっとした言葉を気にしなくてよい。メールの内容は、肯定されたのか否定されたのかわからない。私が勝手に否定されたと思っただけ。否定されたと思う必要はない。	
⑧気分（％）	○悔しいという気分がある（0％）、怒りの気分がある（0％）、憂うつ・落ち込みという気分がある（0％）、疎外感という気分がある（10％）、寂しいという気分がある（0％）、不安という気分がある（20％）	

　Bさんは、「悔しいという気分」「怒りの気分」「憂うつ・落ち込みという気分」「寂しいという気分」は、すべて0％になり、「疎外感という気分」「不安という気分」も大きく下がりました。

バランスのよい考え方を取り入れる認知再構成記録表

AさんやBさんの例を見て、悪循環から這い出ることができることが理解できたかと思います。さて、それではここで、自分も悪循環から脱出するために、バランスのよい考え方を取り入れる認知再構成をしてみましょう。

①状況	
②気分（%） （検討したい気分に ○をつける）	＊「～という気分がある（%）」と書く
③自動思考 （○：ホットな自動 思考）	＊「～という自動思考がある」と書く

④根拠 （事実だけを書き推 論は書かない）	【自動思考を<u>肯定</u>する根拠】	【自動思考を<u>否定</u>する根拠】
	（それにこだわる利点） （それにこだわらない利点）	（それを信じる利点） （それを信じない利点）

⑤認知の偏り	＊「～という認知がある」と書く
⑥自動思考をはね返 す考え （反証）	
⑦バランスのとれた 考え	
⑧気分（%）	＊「～という気分がある（%）」と書く

目標リストを作る

自分の願望、進みたい方向など、自分の目標リストを作り、その目標を実現させるためには、自分に対するどのような否定的イメージが邪魔をするかを考えてみましょう。

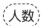 目的 ： 自分の目標を明確にし、その実現のために邪魔をする自己像（非健全なスキーマ：心のクセ）を意識化する。

時間 ： 20～30分　　人数 ： 一人、またはグループ

●私の目標リストを作ろう。

　自分が進みたい方向、したいことなどの願望を私の目標リストに書きましょう。

　願望は、具体的に目に見える形で分かりやすく書きます。例えば「気分が良くなる」という書き方ではなく、「気分が良くなり、友人にあいさつをする」「気分が良くなり、パートタイマーで2時間仕事をする」など、行動で目に見えるように表現しましょう。

　また、肯定的な表現とし、自分の成長・達成をめざしましょう。願望は多いことと野心的であることを大切にしましょう。

　書いた目標リストを声に出して読みあげましょう。

◎私の願望は　　である。

◎私の願望は　　である。

◎私の願望は　　である。

◎私の願望は　　である。

◎私の願望は　　である。

●否定的な自己イメージに気づこう。

　私の願望を実現させるためには、自分に対するどのような否定的イメージが邪魔をすると考えられますか？

　変化できるのは自分と現在だけです。他者や過去を変えることはできません。

◎

◎

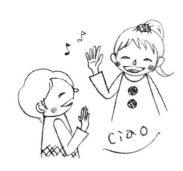

Aさんの目標リスト

　バランスの取れた考えを自分の言葉で生み出したAさんは、不安感が下がり楽になり、表情もスッキリしました。次に、Aさんは自分の目標リストを作り、それを実現させるために邪魔をする自己イメージがないかどうかを検討しました。

　Aさんは11個の目標を書き出しました。その実現を邪魔するのは、「私は（以前のように働けず）一人前ではない」「私は（家に閉じこもり）怠け者だ」という否定的な自己イメージであることに、はっきりと気づきました。

私の目標リスト　　　　　2013年1月27日

Ⅰ．自分が進みたい方向・したいことなど願望のリストを作成しましょう。
　　　願望は、具体的に目に見える形であること、肯定的な表現であること、多いこと、野心的であること。
　　（例：気分が良くなる（×）、気分が良くなり、友人にあいさつをする（○）など）

1. 私の願望は、病気が治り、会社に行き働けること　　　　　　　　　　　　　　である。
2. 私の願望は、毎日の夕方にしている散歩を続けること　　　　　　　　　　　　である。
3. 私の願望は、以前、アルコール依存状態になったため、お酒を飲み過ぎないこと　　である。
4. 私の願望は、朝夕、仏さんにお参りをして般若心経を唱えること　　　　　　　である。
5. 私の願望は、今、参加している当事者会への参加を続けること　　　　　　　　である。
6. 私の願望は、資格を取り、3年後には新しい人生をスタートさせること　　　　である。
7. 私の願望は、当事者会に参加し、臆することなく自分の意見を言えるようになること　である。
8. 私の願望は、親に自分をコントロールされそうになったとき、はっきりNOと言うことである。
9. 私の願望は、散歩中に人に会ったとき、あいさつをすること　　　　　　　　　である。
10. 私の願望は、お金を貯めて、日本国内を旅行すること　　　　　　　　　　　である。
11. 私の願望は、定年退職後、ボランティアをすること　　　　　　　　　　　　である。

Ⅱ．上に書いた私の目標リストを実現させるためには、自分に対するどのような否定的イメージが邪魔をするだろうか？

1. 私は、（以前のように働けず）一人前ではない。
2. 私は、（家に閉じこもり）怠け者だ。
3.
4.
5.

Bさんの目標リスト

　気分がずいぶん変化し楽になり、自信が出てきたBさんは、目標リストの作成に取りかかり、さらに否定的な自己イメージの意識化に取り組みました。

　Bさんも11個の目標を書きました。目標実現を邪魔するのは、「私は（誰かの役に立つことができず）いらない子である」「私は（皆のように働けず、以前のように働けず）人より劣っている」「私は（正規職員でなく収入も少なく）　人前ではない」という否定的な自己イメージであることに、はっきりと気づきました。

私の目標リスト　　　　　　　2013年2月4日

Ⅰ．自分が進みたい方向・したいことなど願望のリストを作成しましょう。
　　　願望は、具体的に目に見える形であること、肯定的な表現であること、多いこと、野心的であること。
　　（例：気分が良くなる（×）、気分が良くなり、友人にあいさつをする（○）など）

1．私の願望は、気分が良くなり、夕食作りをし、母の手伝いができるようになること　である。

2．私の願望は、体力をつけて、正規の職員として働けるようになること　である。

3．私の願望は、職場の休憩時間に、皆と一緒にお茶を楽しく飲めること　である。

4．私の願望は、病気と気長につき合う、という気持ちをもてるようになること　である。

5．私の願望は、皆の何気ない一言に一喜一憂しないこと　である。

6．私の願望は、今、パートタイマーとして働いている自分に、引け目を感じないこと　である。

7．私の願望は、自分が嫌いなことやできないことを、はっきり断ることができること　である。

8．私の願望は、大きな声で明るく職員にあいさつできること　である。

9．私の願望は、娘たちと一緒に、月に一回は旅行に行くこと　である。

10．私の願望は、大好きな歌手のコンサートに行くこと　である。

11．私の願望は、家を修理し、庭を造り、花を育てること　である。

Ⅱ．上に書いた私の目標リストを実現させるためには、自分に対するどのような否定的イメージが邪魔をするだろうか？

1．私は、（誰かの役に立つことができず）いらない子である。

2．私は、（皆のように働けず、以前の自分のように動けず）人より劣っている。

3．私は、（正規職員でなく収入も少なく）一人前ではない。

4．

5．

私の目標リスト

　　自分の目標リストを書き出し、その目標を実現させるために邪魔になる否定的な自己イメージとしてどのようなものがあるか気づきましょう。

Ⅰ. 自分が進みたい方向・したいことなど願望のリストを作成しましょう。
　　　願望は、具体的に目に見える形であること、肯定的な表現であること、多いこと、野心的であること。
　　（例：気分が良くなる（×）、気分が良くなり、友人にあいさつをする（〇）など）

1. 私の願望は、_____である。

2. 私の願望は、_____である。

3. 私の願望は、_____である。

4. 私の願望は、_____である。

5. 私の願望は、_____である。

6. 私の願望は、_____である。

7. 私の願望は、_____である。

8. 私の願望は、_____である。

9. 私の願望は、_____である。

10. 私の願望は、_____である。

11. 私の願望は、_____である。

Ⅱ. 上に書いた私の目標リストを実現させるためには、自分に対するどのような否定的イメージが邪魔をするだろうか？

1.

2.

3.

4.

5.

否定的な自己像を確かめる

> バランスのよい考え方を取り入れる方法と同じように、自分を観察し、否定的な自己像の根拠を探し、否定的な自己像をはね返すことに挑戦しましょう。

(目的) 否定的な自己像は自分のすべてでないことに気づき、とらわれから
　　　　解放される。

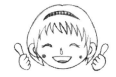

(時間) 20〜30分　　(人数) 一人、またはグループ

●取り組む自己像を決めよう。

　　目標リストに出てきた否定的な自己イメージ（自己像）のうち、検討したい自己像を一つ決めましょう。このような否定的な自己像ができるに至った自分の体験について、自分で考えたり、またはグループの人にしっかり話を聞いてもらいましょう。

　　否定的な自己像について、「〜と思っている自分がある（％）」と書きます。

　　このように書くことで、自分を客観的に眺め、否定的な自己像にとらわれないようにします。

> 否定的な自己像：
> --
> 　　　　　　　　　　　　　　　　　　　と思っている自分がある（％）
> --

●根拠を探そう。

　　否定的な自己像について、その自己像を肯定する根拠、否定する根拠を書きます。根拠は「きっと、そうに違いない」という思い込みや解釈は含まず、事実だけを書きます。自己像を否定する根拠を可能な限りたくさん、また自分の強みと関連づけて探しましょう。

　　例えば、「私は劣っている」という自己像をもつ場合、「私は、〜のとき、褒められた」「私は、〜ができる」などは、自己像を否定する根拠となる事実です。

> 自己像を肯定する根拠：
> --
>
> --
>
> --
>
> --

```
自己像を否定する根拠：
------------------------------------------------
------------------------------------------------
------------------------------------------------
------------------------------------------------
------------------------------------------------
```

●**根拠を信じるまたは信じない（こだわる、またはこだわらない）利点を検討しよう。**

　　自分が楽になるのは、肯定する根拠と否定する根拠のどちらを信じるほうか？と考えます。

　　その後、この自己像を肯定する根拠と否定する根拠を信じる（こだわる）利点、信じない（こだわらない）利点を検討します。

　　否定する根拠を信じることと肯定する根拠にこだわらない利点が、自分にとって大きいと判断できれば、否定する根拠を取り入れ、肯定する根拠にこだわらない選択がしやすくなり、楽になります。

```
自己像を肯定する根拠にこだわる利点：
------------------------------------------------
　　　　　　　こだわらない利点：
------------------------------------------------
自己像を否定する根拠を信じる利点：
------------------------------------------------
　　　　　　　信じない利点：
------------------------------------------------
```

●**自分は、否定的な自己像を肯定するとき、認知の偏りにとらわれていないだろうか。**

　　自分は認知の偏りをもつために、この自己像を信じこだわっているのではないだろうか？

　　人は誰でも、何らかの認知の偏りをもっているものです。認知の偏りをもっていることは悪いことでも何でもありません。認知の偏りのとらわれから解放されることが大切です。認知の偏りの種類には、次のようなものがあります。

　　◎**すべき思考**（〜すべきだ、と必要以上に、自分にプレッシャーをかける）

　　◎**部分的焦点づけ**（自分が注目していることだけに目を向け、短絡的に結論づける）

◎**全か無か思考**（物事を極端に白か黒かのどちらかに分ける考え方）

◎**一般化のし過ぎ**（一つの良くないことを取りあげ一般化し、すべてが同様の結果になると結論づけたり、この先も同じことが起きると考える）

◎**拡大解釈と過小評価**（出来事または感覚の意味を誇張して、または軽視してとらえる）

◎**結論の飛躍**（相反する根拠があったり、また根拠がないにもかかわらず、相手の心を深読みし決めつけるなど、理由もなく否定的な結論を出す）

◎**自分自身への関連づけ**（自分との関連の根拠が乏しいか、それがまったくなくても、関係のない出来事と自分自身とを関連づける）などがあります。

　自分の認知の偏りを他人ごとのように眺め、否定的な自己像からのとらわれから解放されるために「〜という認知がある」と記入します。

> 否定的な自己像を信じ、こだわるときの認知の偏り：
>
> という認知がある。

●否定的な自己像に対する確信度は？

　否定的な自己像を信じこだわり、自分は認知の偏りをもっていたことに気づいた今、否定的な自己像に対する確信度はどの程度でしょうか？

　この作業に取り組むときに書いた否定的な自己像の確信度と比べ、変化がありましたか？

> 根拠の検討後の否定的な自己像に対する確信度（％）：　　　　　　　　　　（％）

●否定的な自己像をはね返す考え（反証）を出そう。

　反証を考えるとき、次のように自分に語りかけます。

◎自分の娘（大切な人）が同じようなことで悩んでいたら、何とアドバイスするか。

◎母親（親しい人）にこの考えを打ち明けたら、何とアドバイスしてくれるか。

◎自分の親しい人が同じようなことで悩んでいたら、何とアドバイスするか。

◎自分の考えに100人中、何人が同意するか、同意しない人は何と言うか。

◎元気だったころは、同じような状況でどのような見方をしていたか。

◎ネガティブな表現をポジティブな表現に言い換える（リフレーミング）。「私は（物事の決断が遅く）おろかな人間である」という否定的な自己像（スキーマ：心のクセ）の場合、「物事の決断が遅い」の反対の表現を考えます。すると「慎重な判断をする、周囲を思いやる、十分な情報収集をする」となり「私は（慎重な判断をする）思慮深い人間である」ととらえることができます。

◎自分自身に対して、どんなことを言ってあげたいか。

◎代わりとなる自己像として、どんな自己像があるか。

◎見逃している事実はないか。

頭を柔軟にして、自分の強みと関連させながらたくさんのアイデアを出しましょう。

グループで行う場合は、グループの人がいろいろな見方で言ってあげましょう。

否定的な自己像をはね返す考え（反証）

反証をすることで、否定的な自己像が自分のすべてではなく、それは自分の一部であるとともに、その自己像は多くの異なった見方ができることに気づいたでしょうか。

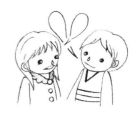

Aさんの否定的な自己像に対する根拠の検証

　Aさんは、自分の目標の実現を邪魔する自己像は、「私は（以前のように働けず）一人前ではない」「私は（家に閉じこもり）怠け者だ」という否定的な自己像であることに気づきました。今回は、「私は（以前のように働けず）一人前ではない」という自己像に対する根拠を検証しました。

否定的な自己像に対する根拠の検証用ワークシート

①今回、取り組みたい自己像を一つ書く（スキーマ：心のクセ）	「私は、一人前ではない」と思っている自分がある（90%）。	
②この自己像を肯定する根拠（事実のみで推論はダメ）	・私は病気をもつ。 ・現在、休職中である。 ・親に養ってもらっている。 ・現状を踏まえると、今働くことは困難だ。 ・私は離婚した。	**肯定する根拠にこだわることの利点** ・慎重な行動をする。 **肯定する根拠にこだわらないことの利点** ・卑屈にならない。 ・落ち込まない。 ・楽になる。
③この自己像を否定する根拠（なるべく多く事実のみ書き出す）	・私は、約束を守り毎回会に参加している。 ・今まで親が私を支えてくれた。今後は私が親を支えていく番だと考えている。 ・親とか友人とか職場の人などに「お前は一人前でない」と言われたことは一度もない。 ・職場では、責任者に抜擢された。 ・働いていたとき、社会人として、きちんと責任をもって仕事をしていた。 ・私は、周りの動きを見て、よく気がつき、その場に必要な物をサッと準備すると他者から言われる。 ・私は、他者とした約束はいつも守っている。 ・私は、人から質問されたことにきちんと答えている。 ・私は、自分らしさを出し（服装、髭など）自分を表現できている。	**否定する根拠を信じることの利点** ・元気が出る。 ・自分の存在を感じることができる。 ・社会人としてのマナーを守っていると感じられる。 **否定する根拠を信じないことの利点** ・なし
④肯定するときの認知の偏り	仕事をすることだけが一人前であると考え、全か無かと考える認知がある。	

⑤根拠の検証後のこの自己像に対する確信度（％）	50（％）
⑥この自己像をはね返す考え	・仕事をすることだけが一人前であるのではなく、社会人としてどうあるのかも含め、一人前と考えることが大切である。 ・仕事をするとかお金を稼ぐことだけが一人前ではない、お金がすべてではない。お金さえ稼げば何をしても一人前と言えるのか？　それは違う。 ・一人前の人間とは、優しさ、思いやりがあることも必要条件であり、自分には優しさや思いやりがある。 ・私は、当事者会で自分の考えを適切な言葉で、適切に表現できる。 ・私は、目標をもち、達成しようと努力する姿勢をもち、具体的な考え・予定をもっている。 ・人生は、山あり谷ありだ。 ・今まで、がむしゃらに働いてきた。今は休憩してエネルギーを貯める時期だ。そのような休息時間を私にくれたのかもしれない。 ・そんなに自分を責めなくてもよい、自分を許してあげてもよい。

　Aさんは、「私は一人前ではない」と思っている自分について、この自己像を肯定する根拠となる事実を出し、その根拠にこだわる利点を考えました。また、出した根拠にこだわらないことの利点も考えました。

　次に、この自己像を否定する根拠となる事実を出し、その根拠を信じることの利点と信じないことの利点を考えました。

　Aさんは、出した4つの利点を眺め、この自己像を否定する根拠を信じ、自己像を肯定する根拠にこだわらないことは、何よりも自分が楽になり、自分が卑屈にならず、落ち込まず、元気が出て自分の存在を感じることができると考えました。さらに、自分は社会人としてのマナーを守っていると感じることができ、この自己像を否定する根拠を信じ、自己像を肯定する根拠にこだわらないことは、自分にとって役に立つと考えました。

　Aさんは、今まで、この自己像を否定する根拠をほとんど見ていなかったことに気づき、自分はこの自己像をひたすら信じこだわっていたことに気づきました。

　そして、仕事をすることだけが一人前であると考え、自分には全か無かと考えるクセがあることに気づきました。その後、否定的な自己像をはね返す考えについて、正しいとか間違っているとか考えず、思いつくものはすべて書き出していきました。

　すると、これまで小さく縮んでいた自分が膨らんでいっているという感覚を感じ、自分を許してもいいのかな、といった感情が湧いてきました。

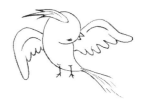

Bさんの否定的な自己像に対する根拠の検証

　Bさんは、自分の目標の実現を邪魔する自己像は、「私は（誰かの役に立つことができず）いらない子である」「私は（皆のように働けず、以前のように働けず）人より劣っている」「私は（正規職員でなく収入も少なく）一人前ではない」という否定的な自己像であることに気づき、今回は、「私は（誰かの役に立つことができず）いらない子である」という自己像に対する根拠を検証しました。

否定的な自己像に対する根拠の検証用ワークシート

①今回、取り組みたい自己像を一つ書く（スキーマ：心のクセ）	（母の怒ったような表情、大きい声、威圧的な言い方は自分に言われたような気がして、私は誰かの役に立つことができず）「私は、いらない子である」と思っている自分がある（80％）。	
②この自己像を肯定する根拠（事実のみで推論はダメ）	・子ども時代、母は私のことを「物事をひねくれてとる子」と言ったことがある。 ・母は私にはきつく当たるが、兄や弟には優しい。 ・母は「しっかり働けないのは、本当に困ったことだ」と言う。 ・意欲が出ない私に対し、母は「病気になった者でないと人にはわからないからダメだ」と言う。	**肯定する根拠にこだわることの利点** なし<hr>**肯定する根拠にこだわらないことの利点** ・気分が落ち込まない。 ・母と普通に接することができる。 ・楽になる。
③この自己像を否定する根拠（なるべく多く事実のみ書き出す）	・母は、いつも100％、私に向かって言っているわけではない。 ・赤ちゃん時代の写真を見ると、私は両親の愛情を受けて育った事実がある。 ・母からいらない子だと言われたことは一度もない。 ・私は、他者から「相手の立場に立って考える正常なレーダーをもっている」と言われる。 ・私は、職場では対人関係は何とか取れている。 ・当事者会メンバーは、私の存在や考えを大切にしてくれる。 ・友だちから「貴方がいたから」と感謝されたことがある。 ・娘は私を頼り、よく相談の電話がかかってくる。 ・自分はいらない子だと感じたとき、家族の中で何らかの問題が現実に起きている。	**否定する根拠を信じることの利点** ・母に対し、否定的な感情をもたなくてよい。 ・辛い気分を軽くできる。 ・自分の存在意味を確認できる。 ・楽になる。<hr>**否定する根拠を信じないことの利点** なし

④肯定するときの認知の偏り	拡大解釈という認知がある。 自己関連づけという認知がある。
⑤根拠の検証後のこの自己像に対する確信度（%）	20（%）
⑥この自己像をはね返す考え	・人は、自分の調子が悪いとき、怒ったような言い方をするときがある。たまたま、母の調子が悪かったのだろう。 ・母の性格は今に始まったことではなく、変わることも難しい。気にする必要はない。 ・怒ったような言い方をする人は、他人から好かれることは少なくかわいそうだ。私は、気分が悪くても、他人に当たったり、他人を巻き込むことはしない。 ・自分は母から怒られても喧嘩をせず、母の愚痴を聞いてあげ、母のストレス解消に一役買っている。親子喧嘩にならなくていい。 ・娘たちにとっての母親は、私しかいない。 ・私は、体が疲れ過ぎると否定的に考えやすい。 ・病気になって辛い人の気持ちがよく分かる。だから人の相談にのれ、人の役に立っている。 ・世の中に必要でない人間はいない。今、自分が生きているのは必要であるから生きている。 ・生きる必要があるために生きている。自分はいらない人間ではない。 ・自分の命は自分で作ったのではない。大いなるものから与えられたもので、自分の存在そのものに意味がある。

　Bさんは、「私はいらない子である」と思っている自分について、この自己像を肯定する根拠となる事実を出し、その根拠にこだわる利点を考えました。また、出した根拠にこだわらないことの利点も考えました。

　次に、この自己像を否定する根拠となる事実を出し、その根拠を信じることの利点と信じないことの利点を考えました。すると、この自己像を肯定する根拠にこだわる利点はなく、否定する根拠を信じないことの利点もないことがわかりました。

　Bさんは、この自己像を否定する根拠を信じ、自己像を肯定する根拠にこだわらないことは、気分が落ち込まず、母と普通に接することができ、母に対し否定的な感情をもたなくてもよく、辛い気分を軽くでき、自分の存在意味を確認できるために、この自己像を否定する根拠を信じ、自己像を肯定する根拠にこだわらないことは、自分にとって役に立つと考えました。

　Bさんは、今まで、この自己像を否定する根拠を見ようとしなかったことに気づき、自分はこの自己像をひたすら信じ、こだわっていたことに気づきました。

　そして、「私はいらない子である」と考え、自分には拡大解釈をしたり、悪いことは自分に関連づけて考えるクセがあることに気づきました。

　その後、否定的な自己像をはね返す考えについて、正しいとか間違っているとか考えず、思いつくものはすべて書き出していきました。参加者からもアイデアをもらいました。

　すると、これまで一部分しか見ていなかったことも視野を広げて大きく見ることができ、自分は必要な人間であり生かされているといった感覚になり、自分の存在に意味を見出すことができました。

否定的な自己像に対する根拠の検証用ワークシート

　否定的な自己像は、自分の中にいくつかあるものです。否定的な自己像は自分のすべてでないことに気づき、とらわれから解放されるために、それらの自己像に対する根拠の検証に挑戦してみましょう。

①今回、取り組みたい自己像を一つ書く（スキーマ：心のクセ）	＊「～と思っている自分がある」という書き方	
②この自己像を肯定する根拠（事実のみで推論はダメ）		肯定する根拠にこだわることの利点
		肯定する根拠にこだわらないことの利点
③この自己像を否定する根拠（なるべく多く事実のみ書き出す）		否定する根拠を信じることの利点
		否定する根拠を信じないことの利点
④肯定するときの認知の偏り	＊「～という認知がある」という書き方（拡大解釈と過小評価、過剰な一般化、全か無か、根拠の無視、自己関連づけなど）	
⑤根拠の検証後のこの自己像に対する確信度（％）		
⑥この自己像をはね返す考え		

自分への認知を広げる（パート1：私にある能力と自信）

自分には、これまであまり見ず、見ようともしなかった多くの能力と自信があることに気づき、その気づきをさらに広げ、自分の肯定的側面を意識化しましょう。

(目的) 自分を広く見つめ、自分の強み（能力と自信）を意識化し自分への
認知を広げる。

(時間) 10〜15分　　(人数) 一人、またはグループ

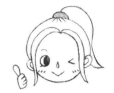

●自分にある能力・自信リストを作り、自分を広く多角的にとらえよう。

　　能力や自信には、自分にある能力、自信、才能、力量、実力、スキル、知識、素質、影響力などが含まれます。つまり、自分の強みです。例えば、「私にある能力・自信は、私が弱い人に対し優しく接する、という優しい素質をもつことである」などのように書きます。

　　自分の能力・自信をいっぱい見つけましょう！

私にある能力・自信は、

◎私が、　　　　　　　　　　　　　　　　　　　　　　　　　　である。

◎私が、　　　　　　　　　　　　　　　　　　　　　　　　　　である。

◎私が、　　　　　　　　　　　　　　　　　　　　　　　　　　である。

◎私が、　　　　　　　　　　　　　　　　　　　　　　　　　　である。

◎私が、　　　　　　　　　　　　　　　　　　　　　　　　　　である。

◎私が、　　　　　　　　　　　　　　　　　　　　　　　　　　である。

●私にある能力・自信リストを声に出して発表しよう。

　　グループの人は、温かい関心をもって注意深く聴きましょう。

●私にある能力・自信リストに追加してもらおう。

　　グループの人は、互いに、発表した人にある能力・自信を追加してあげましょう。

　　一人で作業をしている場合は、誰かに自分のステキなところを聞きましょう。

●今の気分に気づく。

　　他者から自分にある能力・自信を追加してもらい、どの様な気持ちですか。

　　他者を褒め認めることも、自分を褒められ認められることも気持ちがいいものですね。

Aさんにある能力・自信リスト

「私は一人前ではないと思っている」否定的な自己像にとらわれ苦しんでいたAさんは、自分にある能力・自信リストを書くことで、自分を多角的に客観的にとらえることができました。これまで自分の否定的な側面にしか向かなかったAさんの意識は、自分にある肯定的側面に向き、Aさん自身が肯定的なエネルギーをもつように変化し始めました。

　同時に、グループ全体が肯定的なエネルギーに包まれ活気が出てきました。

　最後の5つは、グループの人から追加された内容です。

私にある能力・自信は、

◎私が、毎日、夕方に散歩をしていること　　　　　　　　　　　　　である。

◎私が、手話で会話ができること　　　　　　　　　　　　　　　　である。

◎私が、仏壇を祀り、朝夕拝んでいること　　　　　　　　　　　　である。

◎私が、災害地へボランティアで行き、活動したこと　　　　　　　である。

◎私が、ほとんど休まずに、当事者会に出席していること　　　　　である。

◎私が、いろいろなことに気づき、人に対する優しさと思いやりをもつこと　　　　　である。

◎私が、目標をもち達成しようと努力する姿勢をもつこと　　　　　である。

◎私が、余裕のあるとき、おしゃれを楽しむ能力をもつこと　　　　である。

◎私が、パソコンが得意であること　　　　　　　　　　　　　　　である。

◎私が、話し掛けやすい雰囲気をもっていること　　　　　　　　　である。

◎私が、真面目にコツコツと取り組むこと　　　　　　　　　　　　である。

◎私が、スタイルが良いこと　　　　　　　　　　　　　　　　　　である。

◎私が、澄んだきれいな目をもつこと　　　　　　　　　　　　　　である。

◎私が、いろいろな状況を考え困らないように準備していること　　である。

Bさんにある能力・自信リスト

「私はいらない子であると思っている」否定的な自己像にとらわれ苦しんでいたBさんは、自分にある能力・自信リストを書くことで、自分を広く多角的に客観的にとらえることができました。

　Bさんは自分にある肯定的な面への気づきと他の人から認められ褒められる体験をして、認めることも認められることも気持ちがよいと感じ、ホッコリした気分になり、元気を回復したと言いました。そしてこのリストをいつでも見えるように自分の部屋に貼りました。

私にある能力・自信は、

◎私が、誰に対しても優しく接するという優しい素質をもつこと　　　　　　である。

◎私が、弱い人に対して平等の目線になることができる性質をもつこと　　　である。

◎私が、（度々、人に道を聞かれるのは）他人に安心感を与える素質をもつため　である。

◎私が、週3日、一日3時間、パートで働くことができる力をもつこと　　　である。

◎私が、頼まれた仕事に対し、責任をもつことができる自己信頼をもつこと　である。

◎私が、自ら保健所へ行き、心の病についての啓発活動ができる力をもつこと　である。

◎私が、「善は急げ」という積極性をもつこと　　　　　　　　　　　　　　である。

◎私が、ストレスを溜めたとき、運動して頭の中を空っぽにできること　　　である。

◎私が、調子が悪いとき、「休む」と遠慮せずに言えるようになった力をもつこと　である。

◎私が、最後まで投げ出さない力をもつこと　　　　　　　　　　　　　　　である。

◎私が、母の愚痴やストレスを受け止める力をもつこと　　　　　　　　　　である。

◎私が、子どもをしっかり育てていること　　　　　　　　　　　　　　　　である。

◎私が、遊び心をもっていること　　　　　　　　　　　　　　　　　　　　である。

◎私が、柳の枝のようにしなやかで、芯が強いところ　　　　　　　　　　　である。

私にある能力・自信リスト

> 自分にある能力・自信をいっぱい見つけましょう！
> 　そして、他の人に、自分にある能力・自信を追加してもらい、また他の人にある能力・自信を見つけ、伝えてあげましょう。

記入例：私にある能力・自信は、私が弱い人に対し優しく接する、という優しい素質をもつことである。

私にある能力・自信は、

◎私が、　　　　　　　　　　　　　　　　　　　　　　　　　　　　　　である。

◎私が、　　　　　　　　　　　　　　　　　　　　　　　　　　　　　　である。

◎私が、　　　　　　　　　　　　　　　　　　　　　　　　　　　　　　である。

◎私が、　　　　　　　　　　　　　　　　　　　　　　　　　　　　　　である。

◎私が、　　　　　　　　　　　　　　　　　　　　　　　　　　　　　　である。

◎私が、　　　　　　　　　　　　　　　　　　　　　　　　　　　　　　である。

◎私が、　　　　　　　　　　　　　　　　　　　　　　　　　　　　　　である。

◎私が、　　　　　　　　　　　　　　　　　　　　　　　　　　　　　　である。

◎私が、　　　　　　　　　　　　　　　　　　　　　　　　　　　　　　である。

◎私が、　　　　　　　　　　　　　　　　　　　　　　　　　　　　　　である。

◎私が、　　　　　　　　　　　　　　　　　　　　　　　　　　　　　　である。

◎私が、　　　　　　　　　　　　　　　　　　　　　　　　　　　　　　である。

◎私が、　　　　　　　　　　　　　　　　　　　　　　　　　　　　　　である。

自分への認知を広げる（パート2：私にある資源や役割）

> 自分には多くの能力と自信があるだけでなく、様々な資源や社会関係、役割があることに気づき、自分は十分な人間であることを意識化しましょう。

（目的） 環境を広く見て、自分は十分な人間であることを意識化し、自分への
　　　　認知を広げる。

（時間） 10〜15分　　（人数） 一人、またはグループ

● 自分にある資源や社会関係、役割リストを作り、環境の中で生きる自分を広くとらえよう。

　資源とは所有物やサービスのこと。社会関係とは自分にとって意味のある関係をもてる人のこと。役割とは自分を生かすチャンスのことです。

　自分にある資源や社会関係、役割を、いっぱい見つけましょう！

私にある資源 ‥‥‥ 例：私には、移動に使う自転車がある。

◎私には、　　　　　　　　　　　　　　　　　　　　　　がある。

◎私には、　　　　　　　　　　　　　　　　　　　　　　がある。

◎私には、　　　　　　　　　　　　　　　　　　　　　　がある。

◎私には、　　　　　　　　　　　　　　　　　　　　　　がある。

◎私には、　　　　　　　　　　　　　　　　　　　　　　がある。

私にある社会関係 ‥‥‥ 例：私には、相談できる○○さんがいる。

◎私には、　　　　　　　　　　　　　　　　　　　　　　がいる。

◎私には、　　　　　　　　　　　　　　　　　　　　　　がいる。

◎私には、　　　　　　　　　　　　　　　　　　　　　　がいる。

◎私には、　　　　　　　　　　　　　　　　　　　　　　がいる。

◎私には、　　　　　　　　　　　　　　　　　　　　　　がいる。

私にある役割 ‥‥‥ 例：私には、娘としての役割がある。

◎私には、 がある。

◎私には、 がある。

◎私には、 がある。

◎私には、 がある。

◎私には、 がある。

●私にある資源や社会関係、役割リストを声に出して発表しよう。

　グループの人は、温かい関心をもって注意深く聴きましょう。

●私にある資源や社会関係、役割リストに追加してもらおう。

　自分が暮らす環境には、限りない資源があります。

　グループの人は、どんな小さな資源や社会関係、役割であっても追加してあげます。

　一人で作業をしている場合は、誰かに、私にある資源、役割などを聞きましょう。

●考えに気づく。

　自分に対して、どの様な考えが生まれてきましたか？

　「自分は、十分な人間であるかもしれない」という考えが芽生えたでしょうか。

●再び、否定的な自己像をはね返す考え（反証）に戻りましょう。

　自分への認知を広げる作業をすることで、自分にある能力と自信、資源や社会関係、役割を見つめてきました。

　次に、否定的な自己像を確かめる作業68～69ページの、否定的な自己像（スキーマ：心のクセ）、根拠、利点、認知の偏り、80ページの自分にある能力と自信、85ページの資源や社会関係、役割など、自分と環境を全体的に眺めてみましょう。

　全体的に眺めて新たに気づいたことについて、71ページの否定的な自己像をはね返す考え（反証）に追加しましょう。

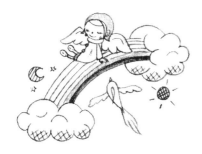

Ａさんにある資源や社会関係、役割リスト

「私は一人前ではないと思っている」否定的な自己像にとらわれ苦しんでいたＡさんは、自分にある資源や社会関係や役割リストを書くことで、自分の環境を多角的に客観的にとらえることができ、自分にはたくさんの資源があることに気づきました。

　Ａさんは自分への認知を広げる作業をすることで、「自分は、十分な人間であるかもしれない」という考えが芽生え、うれしい気分になったそうです。

私にある資源

◎私には、少ないが貯金があり、好きな物を買えるお金　　　　　　　　　　　　　　がある。

◎私には、大好きなバイク　　　　　　　　　　　　　　　　　　　　　　　　　　がある。

◎私には、よく買い物に行くコンビニエンス・ストア　　　　　　　　　　　　　　がある。

◎私には、大好きな弁当を売っている弁当屋　　　　　　　　　　　　　　　　　　がある。

◎私には、失業保険　　　　　　　　　　　　　　　　　　　　　　　　　　　　　がある。

私にある社会関係

◎私には、健康に生活している両親　　　　　　　　　　　　　　　　　　　　　　がいる。

◎私には、困ったときに相談できる友人の○○さん　　　　　　　　　　　　　　　がいる。

◎私には、自分の気持ちを話せ、自分を気づかってくれる主治医と看護師○○さん　がいる。

◎私には、一緒に買い物に行ってくれる弟　　　　　　　　　　　　　　　　　　　がいる。

◎私には、会社に同期入社の仲間である○○さん　　　　　　　　　　　　　　　　がいる。

私にある役割

◎私には、病気休暇中であるが、働ける会社　　　　　　　　　　　　　　　　　　がある。

◎私には、息子という役割　　　　　　　　　　　　　　　　　　　　　　　　　　がある。

◎私には、当事者会メンバーという役割　　　　　　　　　　　　　　　　　　　　がある。

◎私には、家の中で風呂掃除をするという役割　　　　　　　　　　　　　　　　　がある。

◎私には、兄という役割　　　　　　　　　　　　　　　　　　　　　　　　　　　がある。

Bさんにある資源や社会関係、役割リスト

「私はいらない子であると思っている」否定的な自己像にとらわれ苦しんでいたBさんは、自分にある資源や社会関係、役割リストを書くことで、今まで当たり前と思い気づかなかった、たくさんの資源などがあることに気づきました。

　Bさんも自分への認知を広げる作業をすることで、「自分は、十分な人間であるかもしれない」という考えが芽生え、うれしい気分になったそうです。

私にある資源

◎私には、家族と住む家 がある。

◎私には、看護師という国家資格 がある。

◎私には、パートタイマーとして採用してくれている病院 がある。

◎私には、髪をカットしてくれる気心の知れた美容院 がある。

◎私には、今まで働いてきたときに貯めた貯金 がある。

私にある社会関係

◎私には、調子が悪いとき、いつでも相談できる友だち○○さん がいる。

◎私には、私にうれしいことがあったとき、一緒に喜んでくれる母親 がいる。

◎私には、私が話す病気体験の講演を聞いてくれる人たち がいる。

◎私には、病気の苦労を分かり合える当事者会のメンバー がいる。

◎私には、私を頼ってくれ、また私の相談にものってくれる二人の娘 がいる。

私にある役割

◎私には、二人の娘の母親という役割 がある。

◎私には、病院で働くパートタイマー勤務の看護師としての役割 がある。

◎私には、自分の病気体験を社会に語り、精神障害への啓発活動をする役割 がある。

◎私には、当事者会のメンバーの話をよく聞いてあげる役割 がある。

◎私には、髪をカットしてくれる気心の知れた美容院の客の役割 がある。

私にある資源・社会関係・役割リスト

自分にある資源・社会関係・役割をいっぱい見つけましょう！
他の人に内容を追加してもらい、また他の人にも追加してあげましょう。

私にある資源

◎私には、＿＿＿＿＿＿＿＿＿＿＿＿＿＿＿＿＿＿＿がある。

◎私には、＿＿＿＿＿＿＿＿＿＿＿＿＿＿＿＿＿＿＿がある。

◎私には、＿＿＿＿＿＿＿＿＿＿＿＿＿＿＿＿＿＿＿がある。

◎私には、＿＿＿＿＿＿＿＿＿＿＿＿＿＿＿＿＿＿＿がある。

◎私には、＿＿＿＿＿＿＿＿＿＿＿＿＿＿＿＿＿＿＿がある。

私にある社会関係

◎私には、＿＿＿＿＿＿＿＿＿＿＿＿＿＿＿＿＿＿＿がいる。

◎私には、＿＿＿＿＿＿＿＿＿＿＿＿＿＿＿＿＿＿＿がいる。

◎私には、＿＿＿＿＿＿＿＿＿＿＿＿＿＿＿＿＿＿＿がいる。

◎私には、＿＿＿＿＿＿＿＿＿＿＿＿＿＿＿＿＿＿＿がいる。

◎私には、＿＿＿＿＿＿＿＿＿＿＿＿＿＿＿＿＿＿＿がいる。

私にある役割

◎私には、＿＿＿＿＿＿＿＿＿＿＿＿＿＿＿＿＿＿＿がある。

◎私には、＿＿＿＿＿＿＿＿＿＿＿＿＿＿＿＿＿＿＿がある。

◎私には、＿＿＿＿＿＿＿＿＿＿＿＿＿＿＿＿＿＿＿がある。

◎私には、＿＿＿＿＿＿＿＿＿＿＿＿＿＿＿＿＿＿＿がある。

◎私には、＿＿＿＿＿＿＿＿＿＿＿＿＿＿＿＿＿＿＿がある。

全体としてのありのままの自分を受け入れる

> 自分の偏った自己像（スキーマ：心のクセ）を否定する必要はなく、肯定的な自己像だけを認める必要もなく、どれも自分の一部であるとあるがまま気づき、見ておきましょう。

(目的) 全体的存在である自分を受け入れ、今より少し自分を好きになる。

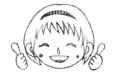

(時間) 10〜15分　　(人数) 一人、またはグループ

●肯定的な自己像の取り込みかた

　一般に、心の健康問題をもつ人は、「I am bad（私は悪い）」を支持する考えがその人の中に入りやすく、それを支持しない考えははね返す、といわれます。

　ところが、「私には、〜のような（否定的な面）特徴もある、しかし、〜のような（肯定的な面）特徴ももつ」と考えると、肯定的な面をはね返さずにその人の中に入ります。

　肯定的なことだけに注目するより、肯定的なことと否定的なことを一緒にすることで、両方を取り入れ、全体としてのありのままの自分を受け入れやすくなります。

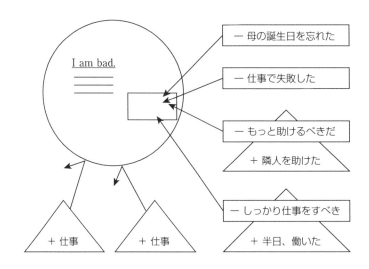

●全体としてのありのままの自分を受け入れよう。

　肯定的なことと否定的なことを一緒にして、自分について書いてみましょう。

　例えば、「私は、注意されると自分を全面否定されたような気分になるような特徴をもつ。しかし、積極的に人の話を聞く特徴ももつ人間である」という具合に書きます。

　肯定的な表現にするには、自分にある能力・自信リストを参考にしたり、ネガティブな表現をポジティブな表現に変える（リフレーミング）方法を用いるとよいでしょう。

　「私は、引っ込み思案という特徴をもつ。しかし、人を立てることが上手である特徴ももつ人間である」と、「引っ込み思案」を「人を立てることが上手」とポジティブな表現に変えます。

　自分で気がつき、自分で作った内容だからこそ、受け入れることができるようになります。

◎私は、　　　　　　　　　　　　　　　　　　　　　　　　ような特徴をもつ。

　しかし、　　　　　　　　　　　　　　　　　　　　　　ような特徴ももつ人間である。

◎私は、　　　　　　　　　　　　　　　　　　　　　　　　ような特徴をもつ。

　しかし、　　　　　　　　　　　　　　　　　　　　　　ような特徴ももつ人間である。

◎私は、　　　　　　　　　　　　　　　　　　　　　　　　ような特徴をもつ。

　しかし、　　　　　　　　　　　　　　　　　　　　　　ような特徴ももつ人間である。

◎私は、　　　　　　　　　　　　　　　　　　　　　　　　ような特徴をもつ。

　しかし、　　　　　　　　　　　　　　　　　　　　　　ような特徴ももつ人間である。

●自分の好きなところを書き出そう！

◎私の好きなところは、　　　　　　　　　　　　　　　　　　　　　である。

◎私の好きなところは、　　　　　　　　　　　　　　　　　　　　　である。

◎私の好きなところは、　　　　　　　　　　　　　　　　　　　　　である。

◎私の好きなところは、　　　　　　　　　　　　　　　　　　　　　である。

◎私の好きなところは、　　　　　　　　　　　　　　　　　　　　　である。

●ありのままの自分を受け入れやすくするため、自分の好きなところを声に出して発表しよう。

　　グループの人は、温かい関心をもち注意深く聴き、温かい拍手を送りましょう。

●今の感情に気づく。

　　「全体としてのありのままの自分を受け入れよう」と「自分の好きなところ」を書く前と、今の
　気持ちを比べてみましょう。自分に対して、どのような感情が生まれてきましたか？

$$\frac{(\quad\quad)}{10}$$ ‥‥‥ 自分を最も好きな程度を10としたとき、今どのくらい自分を好きですか？

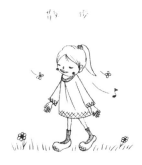

Ａさんの全体としてのありのままの自分を受け入れよう

バランスの取れた自己像

◎私は、自分が一人前ではないと考える　　　　　　　　　　　　　　　　ような特徴をもつ。

　しかし、災害地へのボランティアに行き活動する　　　　　　　ような特徴ももつ人間である。

◎私は、親に迷惑をかけていると考え、自分にプレッシャーをかける　　　　ような特徴をもつ。

　しかし、家族の中で家事を分担し、役割を果たす　　　　　　　ような特徴ももつ人間である。

◎私は、早く社会復帰をしなければならないと考え、自分を追い込む　　　ような特徴をもつ。

　しかし、今はエネルギーを貯める時期と考え、現状を許す　　　ような特徴ももつ人間である。

◎私は、前向きな考えにならなければならないと考える　　　　　　　　　　ような特徴をもつ。

　しかし、人生は山あり谷ありだと考えることができる　　　　　ような特徴ももつ人間である。

◎私は、自分が十分でないと考える　　　　　　　　　　　　　　　　　　　ような特徴をもつ。

　しかし、当事者会に休まずに参加し自分の意見を言う　　　　　ような特徴ももつ人間である。

私の好きなところ

◎私の好きなところは、人に優しく接するところ　　　　　　　　　　　　　　　　である。

◎私の好きなところは、真面目にコツコツと物事に取り組むところ　　　　　　　　である。

◎私の好きなところは、困っている人を助けたいと思い、行動に移せるところ　　である。

◎私の好きなところは、節約しながらも、好きな物を上手に買うところ　　　　　である。

◎私の好きなところは、調子がいいときはバイクに乗り、自然と一体になれるところ　である。

◎私の好きなところは、苦労している人の気持ちがわかるところ　　　　　　　　である。

「私は一人前ではないと思っている」と、否定的な自己像にとらわれ苦しんでいたＡさんは、自分への認知を広げる作業をすることで、「自分は十分な人間である」という考えが芽生え、肯定も否定も含んだ全体的存在である自分を受け入れることができつつあります。自分を好きな程度は、10分の6に回復したそうです。

私って、ステキ!!!
私はわたし、それでいい!!!

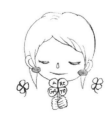

Ｂさんの全体としてのありのままの自分を受け入れよう

バランスの取れた自己像

◎私は、自分は人より劣っていると考えてしまう　　　　　　　　　　ような特徴をもつ。

　しかし、責任をもち、最後まで投げ出さない力をもつ　　　　ような特徴ももつ人間である。

◎私は、自分は一人前ではないと考えてしまう　　　　　　　　　　ような特徴をもつ。

　しかし、２人の子どもを育て、母の愚痴を聞いてあげる　　　ような特徴ももつ人間である。

◎私は、自分はいらない子だと考えてしまう　　　　　　　　　　　ような特徴をもつ。

　しかし、自分には役割があり、生きる必要があると思う　　　ような特徴ももつ人間である。

　　　　　（役割：心の病の啓発活動やピアサポートなど）

◎私は、正規職員でないと社会的にダメだ、と劣等感を感じる　　　ような特徴をもつ。

　しかし、１年間リハビリ出勤ができる強いエネルギーをもつ　ような特徴ももつ人間である。

◎私は、真面目過ぎて冗談を冗談として受け入れられない　　　　　ような特徴をもつ。

　しかし、相手の目線で話し、安心して話せる雰囲気をもつ　　ような特徴ももつ人間である。

私の好きなところ

◎私の好きなところは、誰にでも優しく接するところ　　　　　　　　　である。

◎私の好きなところは、喧嘩が嫌で平和を好むところ　　　　　　　　　である。

◎私の好きなところは、最後まで投げ出さない強さをもつところ　　　　である。

◎私の好きなところは、向学心があるところ　　　　　　　　　　　　　である。

◎私の好きなところは、誰でも良いところがあるため、その部分を褒めてあげるところ　である。

◎私の好きなところは、若々しくてかわいいところ　　　　　　　　　　である。

> 「私は、いらない子であると思っている」と、否定的な自己像にとらわれ苦しんでいたＢさんは、自分への認知を広げる作業をすることで、「自分は必要な人間である」という考えが芽生え、肯定も否定も含んだ全体的存在である自分を受け入れることができるようになりつつあります。自分を好きな程度は10分の8に回復したそうです。

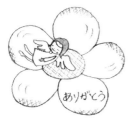

ありがとう

私って、ステキ !!!
私はわたし、それでいい !!!

全体としてのありのままの自分を受け入れよう

> 　自分の一側面だけに光を当てることなく、自分の全体に光を当て、全体的存在である自分を受け入れ、今より少し自分を好きになろう。

バランスの取れた自己像

◎私は、　　　　　　　　　　　　　　　　　　　　　　　　ような特徴をもつ。
　しかし、　　　　　　　　　　　　　　　　　　　　　　　ような特徴ももつ人間である。

◎私は、　　　　　　　　　　　　　　　　　　　　　　　　ような特徴をもつ。
　しかし、　　　　　　　　　　　　　　　　　　　　　　　ような特徴ももつ人間である。

◎私は、　　　　　　　　　　　　　　　　　　　　　　　　ような特徴をもつ。
　しかし、　　　　　　　　　　　　　　　　　　　　　　　ような特徴ももつ人間である。

◎私は、　　　　　　　　　　　　　　　　　　　　　　　　ような特徴をもつ。
　しかし、　　　　　　　　　　　　　　　　　　　　　　　ような特徴ももつ人間である。

◎私は、　　　　　　　　　　　　　　　　　　　　　　　　ような特徴をもつ。
　しかし、　　　　　　　　　　　　　　　　　　　　　　　ような特徴ももつ人間である。

私の好きなところ

◎私の好きなところは、　　　　　　　　　　　　　　　　　である。

◎私の好きなところは、　　　　　　　　　　　　　　　　　である。

◎私の好きなところは、　　　　　　　　　　　　　　　　　である。

◎私の好きなところは、　　　　　　　　　　　　　　　　　である。

◎私の好きなところは、　　　　　　　　　　　　　　　　　である。

◎私の好きなところは、　　　　　　　　　　　　　　　　　である。

私って、ステキ !!!
私はわたし、それでいい !!!

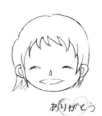
ありがとう

対処法の準備をする

> 　　自分を好きになれない状況が起きたときに、非機能的なスキーマ（心のクセ）が活性化し、それに巻き込まれ、全体としてのありのままの自分を受け入れることができなくならないように、自分自身を守りましょう。

（目的）否定的な状況が現れても、思考の悪循環に巻き込まれず対処できる
　　　　準備をしておく。

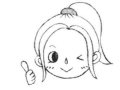

（時間）10〜15分　（人数）一人、またはグループ

●対処法シートを準備しておこう。

　　全体としてのありのままの自分を受け入れにくく、自分を好きになれない状況が現れたときのために、あらかじめ対処法を書き出しておくことは大切です。私たちは、悪循環に入ってしまうと、元気なときは自然に浮かんだ対処法も浮かばないものです。対処法は、具体的な行動の形で準備します。

　　例えば、「Kさんに話を聞いてもらう」などのように書きます。

> **自分を好きになれない気持ちがわいたとき、**
>
> ◎_____をする。　　◎_____をする。
>
> ◎_____をする。　　◎_____をする。
>
> ◎_____をする。　　◎_____をする。
>
> ◎_____をする。　　◎_____をする。
>
> ◎_____をする。　　◎_____をする。

●対処法を声に出して発表しよう。

　　グループの人は、温かい関心をもって注意深く聴きましょう。

●自分の対処法に取り入れられる内容はないか？

　　他の人が考えている対処法で、自分に役立つ方法があれば積極的に取り入れましょう。

●作ったシートの活用をしよう。

　　自分に関係する否定的な状況が急に起きたときでも、対処法シートを参考に早く対処できるように、シートを目につきやすい場所に置きましょう。

Aさんの否定的な自己像が活性化したときのための対処法シート

　Aさんは、否定的な自己像が活性化したときの自分の対処法として、下のような内容を、準備しました。

　そして、「自分はまだ不安定であり、いつ否定的な自己像が顔を出すか自信がないために、自分の部屋のよく見える壁にこのシートを貼る」と言いました。

自分を好きになれない気持ちがわいたとき、

◎好きな自分のバイクに乗って、海に行くこと　　　　　　　　　　　　　　をする。

◎友人のHさんに電話をし、話を聞いてもらうこと　　　　　　　　　　　　をする。

◎散歩　　　　　　　　　　　　　　　　　　　　　　　　　　　　　　　をする。

◎自宅の仏壇に行き、般若心経を唱えること　　　　　　　　　　　　　　をする。

◎弟と一緒に、好きな洋服のウインドウショッピング　　　　　　　　　　をする。

◎当事者会の仲間に自分の気持ちを話すこと　　　　　　　　　　　　　　をする。

◎医師からもらっている頓服薬を飲むこと　　　　　　　　　　　　　　　をする。

◎得意なパソコン　　　　　　　　　　　　　　　　　　　　　　　　　　をする。

◎ゲームセンターに行き、格闘技のゲーム　　　　　　　　　　　　　　　をする。

◎呼吸法　　　　　　　　　　　　　　　　　　　　　　　　　　　　　　をする。

◎十分に眠ること　　　　　　　　　　　　　　　　　　　　　　　　　　をする。

◎　　　　　　　　　　　　　　　　　　　　　　　　　　　　　　　　　をする。

◎　　　　　　　　　　　　　　　　　　　　　　　　　　　　　　　　　をする。

◎　　　　　　　　　　　　　　　　　　　　　　　　　　　　　　　　　をする。

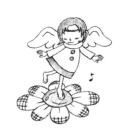

Bさんの否定的な自己像が活性化したときのための対処法シート

　Bさんは、否定的な自己像が活性化したときの自分の対処法として、下のような内容を、準備しました。

　Bさんは自分を好きになるためのノートを作り、生活の中で気分が不安定になったときには体験全体を眺めるシートを書き、認知再構成記録表に書き込み、悪循環から這い出る作業を一人でできるまでになりました。そして、このノートを生活の一部として活用していました。Bさんは、対処シートはこのノートに貼ることに決めました。

自分を好きになれない気持ちがわいたとき、

◎信頼している同僚のCさんに話を聞いてもらうこと 　　　　　　　　　をする。

◎筋肉トレーニング 　　　　　　　　　をする。

◎好きな歌謡曲を歌うこと 　　　　　　　　　をする。

◎頓服としてもらっている薬を飲むこと 　　　　　　　　　をする。

◎十分な時間、眠ること 　　　　　　　　　をする。

◎昔のアルバムを見ること 　　　　　　　　　をする。

◎日光に当たり、空を見上げること 　　　　　　　　　をする。

◎深呼吸を何回もすること 　　　　　　　　　をする。

◎思い切って欲しかった物を買うこと 　　　　　　　　　をする。

◎鏡の前でつくり笑い 　　　　　　　　　をする。

◎思いっきり泣くこと 　　　　　　　　　をする。

◎押入れの整理 　　　　　　　　　をする。

◎ゲームセンターに行き、エアーホッケーやモグラたたき 　　　　　　　　　をする。

◎これまでに書いた体験全体を眺めるシートや認知再構成記録表を見ること 　　　　　　　　　をする。

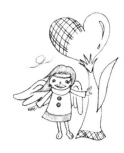

否定的な自己像が活性化したときのための対処法シート

> 　否定的な状況が現れても、思考の悪循環に巻き込まれず対処できる準備をしておくと安心です。
>
> 　また、普段からこの対処シートの内容を意識して行動することは、生活にゆとりを生み出し、悪循環に巻き込まれることを阻止できるかもしれません。

自分を好きになれない気持ちがわいたとき、

◎ _____ をする。

◎ _____ をする。

◎ _____ をする。

◎ _____ をする。

◎ _____ をする。

◎ _____ をする。

◎ _____ をする。

◎ _____ をする。

◎ _____ をする。

◎ _____ をする。

◎ _____ をする。

◎ _____ をする。

◎ _____ をする。

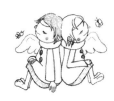

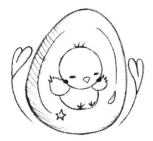

パート4　看護師主導による自尊心回復グループ認知行動療法の基本的構造とプログラムの進め方

●プログラムの開発経過

　筆者は、約20年間、臨床看護を実践した。その内、10年近くを精神科病棟で勤務した。

　心の健康問題をもつ人は、退院し外来受診に来たとき、病棟まで会いに来てくれた。筆者は、「元気そうだね」「生活はどう？」と尋ねるが、多くの人はあまり良い返事をしない。

　筆者は、「退院した人たちは、私から見たら、ものすごく良くなっているのに、なぜ本人はそのように思えないのだろう」という疑問をずっともっていた。

　あるとき、「病院から患者を連れ出すことは実に容易である。問題は彼らの病院外での生活を維持することである。それには再発を防ぐこと、苦しみを和らげること、そしてかなり困難ではあるが、彼らの QOL を改善することが必要となる（May；1979）」という論文を見た。「もしかしたら、心の健康問題をもつ人は退院しても QOL が高くないのかもしれない。心の健康問題をもつ人の QOL は、どの程度なのだろう。QOL は何に影響されるのだろう」といった疑問が膨らんだ。

　そこで筆者は、QOL に影響を与える要因について２年間の追跡調査をした。結果、QOL の予測因子は、症状の重症さや能力や人口学的要因ではなく自尊心であることがわかった。彼らの QOL を高めるためには自尊心の向上に焦点を合わせた支援が重要であると考え、実践可能な自尊心回復プログラムの開発に着手した。

　自尊心回復プログラムを作成するためには、自尊心が低下したときに、彼らの中で何が起きているのかを明らかにしないとプログラムを作ることはできない。そこで、筆者は、平成18年に健康問題をもつ有志（メンバー）と元保健師である本田圭子氏と共に、「自分を考える研究会」を発足させ、メンバーの自尊心が低下したときに何が起きているのかについてメンバーと共に探索した。

　自尊心が低下したとき【否定的な自己像】が活性化し、メンバーは【否定的な自己像】と【バランスを失った思考】に巻き込まれ、その結果【追い詰められた不快な気分】【不快な身体現象】が現れ、自己内外に対し【攻撃または守りとしての行動】をとっていた。さらに、思考の影響を受けた【追い詰められた不快な気分】【不快な身体現象】【攻撃または守りとしての行動】は、それ自体が原因となり別のカテゴリーに影響を与え、悪循環を形成していることがわかった。【否定的な自己像】はスキーマ（心のクセ）として理解でき、悪循環からの脱出にはスキーマ（心のクセ）の修復が必要であると考えた。

　平成21年に、うつ病の認知療法・CBT マニュアルを参考に、スキーマ（心のクセ）の修復に重点を置き、看護師実施用に改変した「看護師主導による自尊心回復グループ認知行動療法プログラム（プログラム）」をメンバーと相談しながら設計した。なぜ、看護師主導による認知行動療法なのか。理由は三つある。一つに、看護（care）という概念は、「看護る」のとおり、主体のもつ自立性、修復力に注目する。したがって、メンバーは力をもつ人であると捉え、彼らがもつ可能性の発揮を促すことと相互に承認し合うこと、看護ることをプログラムの原則とするためである。二つに、プログラムはレクリエーション活動を含むこと。レクリエーション活動を取り入れた理由は、メンバーは緊張をもちながら日常生活を送り、日頃、楽しむことから遠ざかった生活を送りがちなためである。レクリエーション活動は、看護実践において古くからその重要性が指摘され、ナイチンゲールは、慢性疾患患者へのペットの薦めや患者に与える音楽の効用を説いており、ヘンダーソンは、「患者のレクリエーション活動を援助すること」を基本的看護を構成する14要素の一つとして位置づけている。三つ目として、認知行動療法を医師と協働して看護師が実施した場合も診療報

酬の算定が可能になった（2016年）ためである。

　これまで、約100名にプログラムを提供しており、現在も地域で住む心の健康問題をもつ人にプログラムを提供中である。プログラムの進行に伴い、参加者は自分と環境を多角的に捉えることができるようになり、これまで自分の否定的側面にしか向かなかった意識は、自分の肯定的側面に向き肯定的なエネルギーに変わり始め、プログラム全体に活気が出る。参加者の多くは肯定的エネルギーを放つようになり、その肯定的エネルギーがさらに他の参加者に良い影響を与えている。

　現在、筆者の関心は予防活動にある。すなわち、心の健康問題をもつ未病の人の発病を予防すること、さらに心の健康を生成する一手段としてのプログラム提供を考えている。

　パート４では、『看護師主導による自尊心回復グループ認知行動療法』の基本的構造とプログラムの進め方を著した。

　内容は、パート１からパート３のシートを使用して、専門職者がセッションを進める方法に関連する内容とプログラム開発の根拠となった研究結果を中心にまとめている。

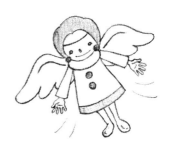

●自尊心とは何か

　自尊心（self-esteem）とは、自己概念に含まれている情報を評価することであって、今の自分に関するすべての事柄について自分が抱いている感情から出てくるものである（Pope AW et al.、1988）。

　ポープら（Pope AW et al.、1988）は、自尊心の程度は、知覚された自分（自分についての客観的な見方）と理想の自分（その人が価値をおいていること、またはそうありたいと思っていること）との間の矛盾（ずれ）から捉えることができ、大きな矛盾（ずれ）は低い自尊心、小さな矛盾（ずれ）は高い自尊心を示すとした。そして、現実の知覚された自分と理想の自分との間の矛盾（ずれ）を変化させるために、知覚された自分または理想の自分を変えることは可能であると考えた。

　ジェームズ（James W）は、自尊心を自我の領域（人格の側面）における自己評価の感情として捉え、それは願望を分母に、成功を分子とする分数で表現できるとしている。その際、成功が自分にとって価値のあるものでなければ、自尊心が高い値をとらず、成功と願望との間に大きな差があるなら、自尊心は低くなると述べた。

　また、サリヴァン（Sullivan HS）は、人間関係の相互作用を強調し、他の人々がどのように自分を気づかっているかが自分自身の評価の成分となると考えた。一方で、ローゼンバーグ（Rosenberg M、1965）は、自尊心に二つの意味があることを指摘し、一つは、自分を「非常によい（very good）」と考えることを意味し、もう一つは自分を「これでよい（good enough）」と考えることを意味すると述べている。自尊心が高いということは、後者を意味し、自分自身を尊敬し価値ある人間であると考える程度であり、自尊心が低いということは、自分に対して尊敬を欠いていることを意味する。

　これは、自尊心は、他者と比較することによって優越感や劣等感を感じることではなく、自分自身で自分に対する尊敬や価値を評価する程度であり感情であることを示す。

　このように、**自尊心は、自分への評価の結果によって生まれる感情であり、自尊心は自分への評価と相互に影響を及ぼすものである。**

　換言するなら、**ほどよい自尊心とは、自分を好きになり、自分をかけがえのないものと感じることで、自分への評価と関係がある**といえる。また、**自尊心が下がったときとは、自分を好きになれなかったり、自分を尊敬できないときのこと**であるといえる。

【コラム】

　自尊心と区別すべき概念として、自己効力と自己評価がある。

　自己効力（self-efficacy）とは、何らかの課題を達成するために必要とされる行動が効果的であるという信念をもち、自分は望んだ結果を実現するために必要な行動を実行することができるという自分の能力に関する信念である（Bandura A、1995）。

　自己評価（self-evaluation）は、環境の変化に即して随時、変化する自分の行動や態度の評価過程の表現のことである。

　これに対して、自尊心は自己評価の結果についての本人の感情である。

　このように、自尊心は自己評価と密接な関係をもつが、異なる概念である。

●なぜ、自尊心は大切なのか

ほどよい自尊心は、人の幸福や健全な精神機能に欠かせない。

自尊心について、これまでの研究で明らかにされていることを、簡単に概観する。

⑴　自尊心と生活の質（QOL）

生活の質（Quality of life：QOL）とは、その人の立場に立った上での最適の生活のことで、その人の立場に立った上での満足感といえる。

現在、心の健康問題をもつ人の地域移行・地域定着支援が積極的に進められているが、移行すること自体が目的ではなく地域で住み続けることが重要であり、そのためには心の健康問題をもつ人が良い生活の質をもち、それを保てることが大切である。

心の健康問題をもつ人の在宅生活が進んでいる米国では、メイ（May）が、「病院から患者を連れ出すことは実に容易である。問題は彼らの病院外での生活を維持することであり、それには彼らのQOLを改善することが必要である」と指摘している。すなわち、心の健康問題をもつ人のよりよいQOLが、在宅生活の維持を可能にすることを強調する。

筆者は、在宅生活をしており心の健康問題をもつ人69名を対象に、個々人のQOLを2年間に亘り追跡調査した。その結果、症状の重症さや社会生活技能や社会資源利用件数は、その人のQOLに関係がないが、ほどよい自尊心をもつことはQOLに影響を与えることが明らかになった。しかも、自尊心は、QOLの中での心理的な満足だけでなく、身体的な満足と社会関係の満足や環

表４－１　WHOQOL短縮版合計点の予測変数

変　数	T0 WHOQOL短縮版 γ	T0 β (Standardized)	T1 WHOQOL短縮版 γ	T1 β (Standardized)	T2 WHOQOL短縮版 γ	T2 β (Standardized)
1．人口学的要因						
年齢	.141					
性	.240*	.297**	.233	.304**	.137	.215
婚姻	-.050					
職業	-.036					
教育歴	.083					
世帯	.045					
住居	.145					
2．臨床特性						
発病からの期間	.051					
入院歴	-.099					
退院後の外来通院期間	.117					
抗精神病薬1日服用量	-.149					
SRSU	.011					
3．症状の重症さ						
抑うつ気分	-.288*	-.212*	-.169	-.108	-.082	-.013
非協調性	-.340**	-.227*	-.203	-.100	-.108	-.006
4．能力						
SSAS-12	.089					
5．自尊心						
RSES	.414***	.356**	.410**	.403**	.443***	.466***
	R=.592***	R²=.351	R=.525***	R²=.276	R=.491**	R²=.241

WHOQOL短縮版, short form of the World Health Organization Quality of Life scale；SRSU, 社会資源サービス利用件数；SSAS-12, 社会生活技能評価尺度 -12；RSES, Rosenberg Self－Esteem Scale；T0, 初回調査；T1, 1年後の追跡調査；T2, 2年後の追跡調査；γ, 相関係数；β, 標準偏回帰係数；R, 重相関係数；R², 決定係数；*p<0.05；**p<0.01；***p<0.001.（文献31）より引用）

表４－２　領域別 WHOQOL 短縮版の予測変数

領域別 WHOQOL 短縮版		予測変数	β	P	γ	P	R	R^2
身体的領域	(T0)	RSES	.360	.003	.399	.001	.458	.210
	(T1)	性	.235	.037	.165	.174		
		RSES	.382	.001	.401	.001	.492	.242
	(T2)	RSES	.433	.000	.417	.000	.444	.198
心理的領域	(T0)	性	.319	.001	.248	.040		
		非協調性	-.199	.044	-.329	.006		
		RSES	.502	.000	.536	.000	.664	.441
	(T1)	RSES	.416	.000	.433	.000	.507	.257
	(T2)	RSES	.550	.000	.520	.000	.536	.287
社会的関係	(T0)	−						
	(T1)	性	.345	.003	.315	.008		
		RSES	.396	.001	.358	.003	.501	.251
	(T2)	性	.328	.005	.274	.023		
		RSES	.398	.001	.339	.004	.478	.228
環境	(T0)	性	.333	.004	.296	.014		
		非協調性	-.252	.029	-.309	.010	.489	.239
	(T1)	性	.309	.009	.236	.051		
		RSES	.261	.031	.265	.028	.422	.178
	(T2)	RSES	.249	.049	.242	.045	.321	.103

WHOQOL 短 縮 版，short form of the World Health Organization Quality of Life scale；RSES，Rosenberg Self − Esteem Scale；T0，初回調査；T1，１年後の追跡調査；T2，２年後の追跡調査；γ，相関係数；β，標準偏回帰係数；R，重相関係数；R^2，決定係数．（文献31）より引用）

境の満足にも影響を与えていた。さらに、自尊心は、その人の１年後と２年後の QOL にも影響を与えており、その影響力は安定しているものであった（國方ら、2007）（表４－１、４－２）。

　国外の研究においても、自尊心などが16か月後の QOL 値のバラツキの程度の４割を説明したと報告し（Ritsner M et al.、2006）、自尊心は QOL の改善と関連があることを指摘している（Ritsner M、2003a）。

　このように、ほどよい自尊心をもつことは、よい QOL を保つために重要であることが国内外の研究で明らかにされている。

(2)　自尊心と自己保存

　また、幻聴や妄想に没頭することは自殺念慮（自殺を考えること）と関係しないが、低い自尊心と自殺念慮は関係があるとされ、自殺を考えることは精神の病よりもむしろ気分に駆られたものであるともいわれる（Fialko L et al.、2006）。加えて、他者による批判的な言葉から影響を受けた低い自尊心は絶望に影響し、絶望は自殺の危険に関係することも指摘されている（Tarrier N et al.、2004）。

　治療法別に、自傷行動と自殺念慮を調査した研究は、低い自傷行動と高い自傷行動の間に、低い自尊心、深刻な症状、抑うつ、低下した社会機能に差があることを明らかにした（Tarrier N et al.、2006）。

　このように、自尊心は、自殺を考えたり自傷行動のような自己保存にも影響するといえる。

(3) **症状と自尊心は密接な関係**

　抑うつの症状は自尊心と関連し、抑うつが強くなれば自尊心が低下し、自尊心が下がれば抑うつが強くなることが報告されており（Drake RJ et al.、2004）、自尊心は抑うつなどの症状と密接な関係がある。例えば、自分に対するいき過ぎた批判的・否定的な評価をする思考パターンをもつうつ病の人の落ち込みや罪悪感などの症状は、自尊心に影響を与える。

　また、自尊心が下がった人は、身体化（精神的問題を身体症状に変換すること）が現れやすく、自尊心が高くなると身体化は減少するとされる（Ritsner M、2003b）。

　心の健康問題をもつ人で低い自尊心の人は、否定的な内容の幻聴をもち、シビアな妄想をもち、それに心を奪われ苦しんでいるとされ（Smith B et al.、2006）、低い自尊心をもつと大きな妄想と関連するともいわれる（Humphreys H et al.、2006）。

　自尊心と症状や機能の関連について、退院後の１年間を追跡した研究は、自尊心のレベルの変化は症状を改善したと報告している（Roe D、2003）。

　このように、ほどよい自尊心を維持することで、症状の悪化を防ぐことが期待できる。

(4) **スティグマや病気の認知と自尊心**

　スティグマ（Stigma）という言葉は、特定の診断（例として結核、がん、精神疾患など）や、その診断に付随する特徴や行動が、そのように診断された人に対する偏見をかき立てることを特に示す言葉として用いられる。スティグマは、他者や社会集団によって個人に押しつけられた負の意味のレッテルであり、個人に非常な不名誉や屈辱を引き起こす。

　偏見とは、ある人に対して、正しいかどうかも考えずに何かをしたり、逆に何かをしようとしない態度のことである。差別とは、スティグマと偏見がもたらした不利な結果のことである。つまり、差別とは、社会におけるある個人や団体が、スティグマや偏見を理由に、他の人々の権利や利益を剥奪することを意味する。

　先行研究によると、本人が感じる病気認知やスティグマの認知の体験は、自尊心に関係することが指摘されている。否定的な病気認知は明らかに自尊心に関連し（Watson PWB et al.、2006）、病気認知は18か月後の自尊心を予測（負の関連）することが報告されている（Drake RJ et al.、2004）。また、スティグマを大きく認知することと低い自尊心は関連があることも報告されている（Berge M et al.、2005）。

　筆者は、心の健康問題をもつ人の自己概念を構成する要素を明らかにし、得られた彼らの自己概念から示唆される看護援助を考察するために質的帰納的方法で調査した。その結果、心の健康問題をもつ人の自尊心は低く、彼らは過去の入院体験でのトラウマ、他者からの偏見と偏見の内在化、活動の場の喪失を体験し、他者の対応に大きく左右されるなど環境の影響を大きく受け、そのような体験や状況は自尊心に大きく影響していた（國方ら、2009）。つまり、偏見は自尊心に影響していることが、彼らの語りから明らかになった。

　以上より、心の健康問題をもつ人がスティグマの認知の体験をしたり、批判的コメントを他者から受けることで彼らの自尊心が低下することが示されたことから、彼らを取り巻く人的環境は彼らの自尊心に大きな影響を与えるといえる。

⑸　リカバリーと自尊心

　うつ病、不安障害、統合失調症、認知症などで医療機関にかかっている患者数は、近年、大幅に増加しており、2020年には419万3千人に上り、以後も高水準で維持している。また、自殺者は、1998年以降14年連続で年間3万人を超えており、2012年から減少したが依然として2万人以上である。日本の自殺死亡率は低下しているものの、国際的には高い水準にあり、多くは何らかの心の健康問題を抱えているとされる。

　そのような中、厚生労働省は、地域医療の基本方針となる医療計画に盛り込むべき疾病として指定してきたがん、脳卒中、急性心筋梗塞、糖尿病の4大疾病に、新たに精神疾患を加えて5大疾病とし（2011年）、2013年度以降の都道府県での医療計画は、5大疾病に対応した医療提供体制の構築を行っている。さらに、我が国の精神病床数と平均在院日数は、諸外国に比較して突出して多く、地域を拠点とする共生社会の実現をめざし、精神障害者地域移行・地域定着支援事業が実施されている。精神障害者が、地域の一員として安心して自分らしい暮らしをすることができるよう、医療、障害福祉、介護、住まい、社会参加（就労）、地域の助け合い、教育が包括的に確保された地域包括ケアシステムの構築が進められている。

　心の健康問題をもつ人が地域社会に向かうことを可能にするためには、彼らと彼らを取り巻く社会の負の側面ばかりに注目するのではなく、彼ら自身が自分に可能性を感じ、支援者が彼らの可能性を信じることが必要である（Rapp AC et al., 2006）。すなわち、リカバリー志向が必要といえる。リカバリーとは、たとえ症状や障害が続いていたとしても希望や自尊心をもち、人生の新しい意味や目的を見出し、充実した人生を生きていくプロセスのことである（Deegan PE、1988）。つまり、自尊心はリカバリーにとって重要な概念であるといえよう。

　言い換えれば、リカバリーとは、障害を抱えながらも希望や自尊心をもち、可能な限り自立し意味のある生活を送ること、そして社会に貢献することを学ぶ過程を意味する。

　したがって、心の健康問題をもつ人が、地域を拠点に、当たり前の場所で当たり前の生活を送れるようになるためには、彼らの自尊心の回復をめざす必要がある。

⑹　ほどよい自尊心の維持は、人々の共通な健康問題であり課題

　以上、主に心の健康問題をもつ人を対象に研究された結果を見ながら、自尊心が大切な理由を述べた。

　では、心の健康問題をもたない人にとって自尊心はそれほど大切ではないのか。否、健全な自尊心をもつ作業は心の健康問題をもつ人に限られた健康問題ではなく、自分の生き方として人々の共通な健康問題であり課題である。

　一般に、人は「自分を高めたい」と思う傾向がある。「尊敬できるに（好きになることに）値する自分へと、自分を高めたい」と思う心のもち主になることで、人間としての品位を保ち、誘惑に打ち勝ったり、困難に耐えることができ、結果として自分を高めることになる。

　したがって、**自分を好きになり自分をかけがえのないものと感じること（ほどよい自尊心をもつこと）は、人々の共通の課題**といえる。

　また、自尊心を高めることは、人の社会的適応行動や建設的な行動を促しやすいことが知られている。例えば、ほどよい自尊心の人は他者に対して援助行動をとる、ほどよい自尊心の人は平等に

分配するといわれる。

　子どもの場合、健全な自尊心をもつことが、問題の出現をある程度抑える働きをする。なぜなら、自分を好ましいと感じることができる人は、直面する問題をうまく処理できるため、深刻な問題に発展することが少なくなるためである。

　人々の自尊心が高いとか、自尊心が低いとかというとき、それらは一体何を意味しているのであろうか。ほどよい自尊心をもつ人は、健康的に自分を捉えていると考えられている。すなわち、現実として自分は欠点を抱えながらも、その欠点に執着することなく、また厳しく批判的になりすぎず、一方で自分の良いところにも気づき自分を好意的な見方で評価し、それを好ましいと感じる。つまり、自分を好きな程度が高い人ほどもっと自分を尊敬できるに値する自分へと、自分を高めたいと思い、自分の短所を改善するように努力することが多く、たとえ目標に達しなくても自分に対し寛容で積極的な対処行動をとり、さらに自分を高め自分を好きになる。このように、ほどよい自尊心をもつ人は、自分に批判的になり過ぎず長所も見て自分に挑戦する。

　ところが、自尊心の低い人は、部分的に自分を捉え、自分と世界と将来に否定的である。否定的な自分を認めることに苦痛を感じるため、周囲に対して見せかけの肯定的な態度を示そうとする。例えば、自分の能力が高いことを必要以上に誇示したり、逆に自分の中に逃げ込む場合もある。あるいは、自分が拒否されることを恐れ、自分を拒否しそうな人に自分の考えを言わなかったり接触を恐れたりするかもしれない。つまり、自尊心が低いと、その現実を認めることに苦痛を感じるため隠そうとし逆向きの方向で現したり、オーバーに表現したり逃避しがちである。自尊心の低さが、自分の中のごく一部にみられる程度であればそれほど問題にする必要はない。しかし、自分の素質や技能、力量、知識、手腕、才能、熟達に優れたところがあってもそれを正当に評価せず、自分ができないところだけを見ているならば、それは心理的に十分な健康状態であるとはいえない。

　以上をまとめると、自尊心は生活の質や自己保存、症状、スティグマや病気の認知などの程度に影響を与えるとともに、それらから影響を受ける。また、人の行動に影響を与えるとともに行動からも影響を受ける。要するに、自尊心は、心理的健康や行動の原因にも結果にもなるものである。だからこそ、健康・不健康を問わず、ほどよい自尊心を保つことは極めて重要であるといえよう。

●日本人の自尊心の程度は、どうなっているのか

　ほどよい自尊心をもつことは、人として誰でももつ共通の課題であるが、心の健康問題をもつ人の自尊心は他の病気の人に比べて低い。

　例えば、脳梗塞の患者さんの自尊心の平均値は27.4点（篠原ら、2003）、男子大学生は27.2点（久野ら、2002）であるのに対し、心の健康問題をもつ人（慢性の統合失調症）は25.5点（國方ら、2007）である。

　この三者の自尊心は、同じ質問紙（ローゼンバーグの自尊心測定尺度）を用いて測定したものであり、心の健康問題をもつ人の自尊心は、そうでない人に比較し低い。

　他方で、オーストラリア（シドニー）、韓国（ソウル）、日本（東京）の中学生を対象に、同じ質問紙（ローゼンバーグの自尊心測定尺度）を使って国際比較をした研究によると、オーストラリアの平均値は男子が30.2点、女子が29.6点であり、韓国の男子が27.7点、女子が26.9点、日本の男子が25.8点、女子が24.5点であり、日本の中学生の自尊心が低いことが指摘されている（朝

野ら、2000)。また、日本と中国の看護学生の自尊心についても、日本の学生より中国の学生が高いことが報告されている（小山ら、2012）。

　内閣府の調査は、日本の若者の自尊心が諸外国に比べ低いこと、自尊心が高い若者は将来への希望を持っていることを報告している。自尊心回復グループ認知行動療法は、自尊心、気分、認知の偏り、QOL（生活の質）、機能などを改善することがわかっている。つまり、メンタルヘルスに関連する問題発生予防として、病気予防として、自尊心が低い若者に自尊心回復をめざしたケアを提供する必要がある。

　以上より、人々が住み慣れた地域で、ありのままの自分を愛し自分らしく生きる協同社会の実現のために、心の健康問題をもつ人に止まらず若者や一般社会に対し、自尊心回復または維持・向上を促す総合的予防医療が必要と考える。

　次に、自尊心はどのようにしてできるのかを考える。

●自尊心は、どのようにしてできるのか

　「自分は〜だ」というような自分への評価の形成は、他者から自分に向けられた評価から影響を受ける。例えば、小児期の自分への評価は、親や家族によるしつけにより影響を受ける。しつけには、褒めたり叱ったりすることが伴うため、重要他者から褒められたり叱られることが自分への評価の形成に関係する。

　また、成長するにつれて交流範囲が広がると仲間集団からの自分に対する評価が、自分への評価の形成に影響を及ぼす。

　二つ目として、モデルとなる人のその人自身への評価の仕方を自分に取り入れることが、自分への評価の仕方に影響する。例えば、憧れている人がその人自身をどのように評価するかが、自分への評価の仕方に影響する。

　三つ目として、人は役割やさまざまな経験の意味を自分自身に問い自分自身と相互作用を行うが、その過程で自分への評価の形成が行われる。

　人は自分自身と相互作用を行い意味を解釈し、受け身ではなく能動的に考えて行動する主体的な存在である。そのような主体的な存在である人間は、自分の経験に意味を見出し、自分への評価を形成する。

　以上のようにして、自分への評価の形成が行われるが、そのできた自分への評価に対する感情（好き−嫌い、尊敬できる−尊敬できない）が自尊心である。

●自尊心を変えることは可能か

　自尊心は、自分自身に関するすべての事柄についての情報の評価であり、自分に抱いている感情であった。したがって、人は自分自身に関するすべての事柄についての情報やその評価を変えることで、自分についての感情を変えることが可能である。

　特に、先に述べたように、人は受け身ではなく能動的に考え行動する主体的な存在であり、役割やさまざまな経験の意味を自分自身に問い、その過程で自らが自分への評価の形成を行う。すなわち、経験の意味づけにより自己評価は異なってくる。

　したがって、**自尊心を変えることは可能**である。

ただし、他者の自尊心を回復しようとする場合は、他者の意思決定を第一に尊重する必要がある。自尊心を扱うときの基本的な問いは、その人がどのような人間になりたいと思っているのかに関係する。要するに、他者がどのようなことに価値を置き、どのような目標をもっているのか、どのような方向に進みたいと考えているのか、どのような願望をもっているのかに関係する。専門職者が自尊心を回復すべきだと他者に押しつけることなく、他者自身の自己決定に沿って他者の自尊心が回復するサポートをすることが大切であることは指摘するまでもない。

●ほどよい自尊心をもつ自分になるための方法とは

　「プログラムの開発経過」に述べたとおり、筆者は、QOL に影響を与える要因について２年間の追跡調査をした。その結果、QOL の予測因子は、症状の重症さや能力や人口学的要因ではなく自尊心であることがわかった。次の作業として、彼らの QOL を高めるためには自尊心の回復に焦点を合わせた支援が重要であると考え、実践可能な自尊心回復プログラムの開発を計画した。しかし、自尊心が低下したときに、彼らの中で何が起きているのかについて明らかにしないとプログラムを作ることはできない。そこで、まず、心の健康問題をもつ人の自尊心が低下したときに何が起きているのかについて、修正版グラウンデッド・セオリー・アプローチ（M-GTA）を用いた質的帰納的研究方法を用いて調査を行った（國方、2010）。

　この調査は、地域で生活する延べ121名に、「自分を好きになれなかったり自分を尊敬できないとき、自分はどのような状態になるか」について自由に話すフォーカス・グループ・インタビューを、延べ22時間行って得た結果である。インタビュー結果、５個のカテゴリーが抽出され、カテゴリーの関係は以下のようになっていた（カテゴリーを《　》で示す）。

　就職をしていない、経済的自立ができていないなど、自分を尊敬できず自分を好きになれないとき、《否定的な自己像》が活性化し、《バランスを失った思考》が次々に引き出され、それらが頭の中をグルグル回り、その結果、《追い詰められた不快な気分》が生まれ、《不快な身体現象》が現れ、自己内外に対し《攻撃または守りとしての行動》をとる。一度とりだした《攻撃または守りとしての行動》は、《不快な身体現象》や《追い詰められた不快な気分》を引き起こすとともに否定的な思考と自己像を強化する。同時に、《不快な身体現象》も否定的な思考を持続させ、また《追い詰められた不快な気分》は《不快な身体現象》や《攻撃または守りとしての行動》を引き起こすとともに否定的な思考と自己像を強化した。どんな所でもどんなときでもグルグル回る思考はおさまらず、むしろ時間が経過すればするほどグルグル考えることがエスカレートするため、《追い詰められた不快な気分》《不快な身体現象》《攻撃または守りとしての行動》も持続し、カテゴリー間の悪循環は持続した（図４−１）。

　このように、心の健康問題をもつ人の自尊心が低下したとき、彼らの《否定的な自己像》が活性化し、彼らは《否定的な自己像》と《バランスを失った思考》に巻き込まれ、その結果《追い詰められた不快な気分》、《不快な身体現象》が現れ、自己内外に対し《攻撃または守りとしての行動》をとっていた。さらに、思考の影響を受けた《追い詰められた不快な気分》《不快な身体現象》《攻撃または守りとしての行動》は、それ自身が原因となり別のカテゴリーに影響を与え、悪循環を形

成していた。

　この状態は、認知は情動と行動に対し支配的影響力をもち、活動や行動の仕方が思考パターンや情動に強い影響を及ぼす可能性があると考える認知行動療法の基本原則に類似している。すなわち、《否定的な自己像》は情報を意味づけ思考を生み出すスキーマ（心のクセ）として、《バランスを失った思考》は心の中を素早く通過する認知である自動思考として理解することが可能である。

　低い自尊心をもたらす悪循環から脱出するためには、《否定的な自己像》であるスキーマ（心のクセ）の修復が必要であり、《否定的な自己像》に対する根拠を検証しながら非機能的スキーマ（心のクセ）をはね返し、スキーマ（心のクセ）を修復するためのアイデアを生み出すことに挑戦し、健全なスキーマ（心のクセ）を取り込む練習をすることが必要である。

　それは、自分に対する、否定的であり、かつ強烈なこだわりや囚われからの解放をめざすものである。

　ほどよい自尊心をもつ自分になるためには以上のような方法が考えられるが、これは思考（認知）やスキーマ（心のクセ）に働きかける認知行動療法の認知的技法を活用することができる。加えて、行動が思考や気分や身体に対し影響を与えたことから行動にも働きかけ、レクリエーション活動や筋弛緩法、タッチング、呼吸法、笑いなどのリラクセーションを得る行動的技法を用い、副交感神経機能の賦活や大脳活動の鎮静化により認知の仕方を安定化させ、自分に対する否定的な強いこだわりからの解放をめざすことも有用である。また、行動活性化、問題解決技法や自己主張訓練などの行動的技法を用いて、低い自尊心をもたらす悪循環から脱出することもできる。自尊心は、他者から自分に向けられた評価から影響を受ける。したがって、他者の肯定的評価について相互にフィードバックすること（お互いに長所を指摘する）は、自尊心を高めることに寄与できる。さらに、自尊心は、自分の役割やさまざまな経験の意味を自分自身に問い、自分自身と相互作用を行い、その過程で自分への評価が形成される中で生まれる。したがって、自身の能力・自信リストや自身がもつ資源や役割等のリストを作成するなど、自身についての肯定的評価を可視化し意識化できるようにすることも必要である。

　以上、筆者は、肯定的なスキーマを取り込みスキーマの修復が必要であると考え、認知行動療法のスキーマ修正方法を援用し、自分に対する否定的な強いこだわりからの解放をめざす「看護師主導による自尊心回復グループ認知行動療法プログラム」を設計した。本プログラムは「厚生労働省こころの健康科学研究事業」で作成された「うつ病の認知療法・認知行動療法治療者用マニュアル（厚生労働省、2010）」を参考にしながら、看護師実施用に改変した12回からなるプロトコールである。

　設計した「看護師主導による自尊心回復グループ認知行動療法プログラム」の説明に先立ち、認知行動療法について概説する。

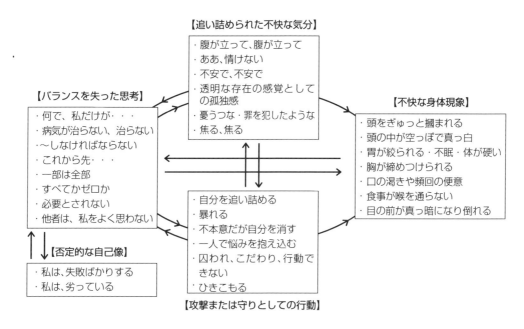

【追い詰められた不快な気分】
・腹が立って、腹が立って
・ああ、情けない
・不安で、不安で
・透明な存在の感覚としての孤独感
・憂うつな・罪を犯したような
・焦る、焦る

【バランスを失った思考】
・何で、私だけが・・・
・病気が治らない、治らない
・〜しなければならない
・これから先・・・
・一部は全部
・すべてかゼロか
・必要とされない
・他者は、私をよく思わない

【否定的な自己像】
・私は、失敗ばかりする
・私は、劣っている

【不快な身体現象】
・頭をぎゅっと摑まれる
・頭の中が空っぽで真っ白
・胃が絞られる・不眠・体が硬い
・胸が締めつけられる
・口の渇きや頻回の便意
・食事が喉を通らない
・目の前が真っ暗になり倒れる

【攻撃または守りとしての行動】
・自分を追い詰める
・暴れる
・不本意だが自分を消す
・一人で悩みを抱え込む
・囚われ、こだわり、行動できない
・ひきこもる

図4－1　精神に病をもつ人の自尊心が低下したときの心身と行動の構造

［文献33）より引用］

●認知行動療法について

(1) 認知行動療法は心理療法の一つ

認知行動療法は、心理療法の一つである。

この治療方法は古代から現代に至るまでに、哲学者たちがさまざまに記述してきた。

例えば、ギリシャの哲学者であるエピクテトスは、「人間は、生じる物事によってではなく、その物事に対する考え方によって煩わされるのである」と記述した。

また、ダライラマは「私たちが自分の思考や情動を新たな方向に向かわせ、自らの行動を整理し直すことができれば、苦悩をうまく処理する術をもっと簡単に習得することができるだけでなく、そうした苦悩の発生を最初からかなり防ぐことができる」と述べている。

あるいは、東洋哲学の一つである唯識思想は次のように論じる。すべての存在は識が変化したものにすぎず、すべてのものは自分の中から噴出してくる「感覚のデータ」と「思い」と「言葉」によって織りなされた仮の存在であることを根本主張とする。そして、仮の存在である自分と、それを構成する心と身体に執着することから苦しみが生じると説く（横山、2009）。唯識思想を用いて、先の心の健康問題をもつ人の自尊心が低下したときの悪循環を解釈すれば、仮の存在である自分に対する否定的な自己像へのこだわりや執着の思いが、自尊心が低下する出来事に触れることで、不快な気分や身体現象や行動などの仮の結果へと導かれ、その仮の結果が新たな原因となり仮の結果が生まれるといった悪循環が生じていると理解できる。

このように、健全な思考スタイルを育てれば苦悩を軽くしたり、大きな幸福感を得たりすることができることを先人たちが教えてくれる。

認知行動療法は、1950年代から1960年代に生まれた行動主義に基づく行動的手法と、

1963年にアーロン・ベック（Aaron T. Beck）により考案された認知療法などが融合し体系化された心理療法である。現在、行動療法と認知療法とは切り離せないものと考えられており、今ではこの二つを合わせ認知行動療法と呼ばれている。

認知行動療法は、人間の気分や行動や身体が認知（物事の考え方・受け取り方）によって影響を受けるという理解に基づいて、その認知のあり方をバランスよくし、行動をうまく工夫し、問題に対処することによって、気分の状態を改善させることを目的とした、短期スケジュールとして組み立てられた心理療法である。

言い換えれば、認知行動療法は、ストレスなど心理的な問題や行動の問題を認知と行動の両面から働きかけ問題を改善するための統合的なアプローチであり、自分の認知と行動を上手に工夫することによって、問題に上手に対処できるようになるための考え方と方法であるといえる。

人は、自分自身で自分を助けるというセルフヘルプを実践する必要がある。そのための役に立つ方法として認知行動療法があり、また**認知行動療法の最大の目的は自助（セルフヘルプ）**にある。

⑵　認知行動療法の利点

認知行動療法は根拠に基づいた治療方法であり、次のような利点を有する。

①うつ病や不安障害などをもつ人への治療効果と再発予防効果

うつ病や不安障害、強迫性障害、依存と嗜癖、摂食障害、認知症など、さまざまなメンタルヘルスに問題をもつ人に対する治療効果と再発予防効果が実証されている。例えば、うつ病に認知行動療法を取り入れた治療の再燃率について70％が良好で、30％が18か月以内に再燃したこと、継続して認知行動療法を取り入れた治療の再燃率について90％が良好で、10％が２年以内に再燃したことが報告されている（薬物だけの治療の再燃率について30％が良好で、70％が18か月以内に再燃した）（Jarrett R.B. et al.、2001）。

うつ病については、アメリカ精神医学会治療ガイドライン（2009年）で、急性期の軽度から中等度の場合、認知行動療法が治療の第一選択の一つとされている。また、中等度から重度の場合は、薬物療法と併用することや維持期においても再発予防のために認知行動療法が推奨されている。

②統合失調症をもつ人への治療効果

これまで、心理療法の適用が難しいとされていた統合失調症をもつ人の幻聴や妄想に対し、認知行動療法の効果が報告されている。

③身体疾患などをもつ人への治療効果

心臓血管病や糖尿病やがんのような慢性身体疾患、慢性疼痛、外傷性脳損傷、終末期、禁煙指導、夫婦間の問題など、精神科領域以外での治療に活用されている。また、疾患の有無にかかわらず、ストレスの問題に広く活用できる（Freeman S.M. et al.、2005）。

④わかりやすい理論

すべての存在は識が変化したものにすぎないとし、すべてのものは自分の中から噴出してくる「感覚のデータ」と「思い」と「言葉」によって織りなされた仮の存在であることを根本主張とする東洋思想である唯識思想と認知行動療法は相い入れるものがあり、日本人には認知行動理論を理解しやすく、幅広い年齢の人々に適用できるという利点がある。

加えて、専門家が傍にいなくても、ワークブックなどを使って一人で学習することができる。

⑤**経済的かつ効率的**

　認知行動療法は、構造化された短期間のプログラムであり、短期間で効果を得ることが可能である。また、費用対効果が良く認知行動療法利用者と治療者の時間と費用も効率よく配分できるといった利点を有する。

　以上のように、認知行動療法は、エビデンス（根拠に基づいた実践）による観点、消費者の観点、効果の観点、経済的観点、効率の観点からその利点を説明できる。

(3)　**認知行動療法の基本的な考え方**

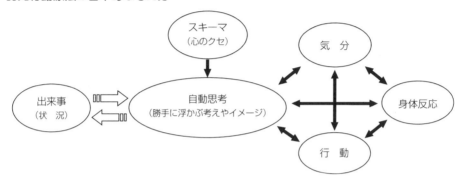

　認知行動療法は、人が社会生活をする上での体験を6つの領域から考える。

　6つの領域とは、出来事（状況）、自動思考（勝手に浮かぶ考えやイメージ）、スキーマ（心のクセ）、気分、行動、身体反応である。自動思考、スキーマ（心のクセ）、気分、行動、身体反応は個人内に存在する個人要素であり、出来事（状況）は個人外つまり環境要素である。個人内に存在する自動思考、気分、行動、身体反応は互いに影響し合い、スキーマ（心のクセ）は自動思考に影響を与える。また、個人内で生じることは、個人外にある出来事つまり環境要素と相互に作用し合う。

　例えば、普段から自分の失敗を指摘される人に偶然に出会うというストレスフルな状況に出くわしたとき（出来事）、「私は、足りていない（スキーマ）」という自己に対する考え方のクセが活性化し、「いつもあの人は、私の欠点ばかり指摘する。あの人は、きっと私のことを嫌いなのだろう（自動思考）」といった否定的な思考が頭の中を勝手によぎったために、「怒り、嫌い」の気分が出てくるとともに、胸がドキドキし（身体反応）、その人と目を合わせない、気づかないふりをする（行動）。

　このように、自動思考は気分と行動と身体に影響を及ぼす。また、自分がその人と目を合わせなかったり気づかないふりをする行動を取ったことが、「私は完全にダメだ（全か無かの思考）」といった自動思考を生み出し、「憂うつな」気分を生み出したりする。このように、人の行動の仕方が思考パターンや気分にも強い影響を及ぼす。重要点として、人の気分は出来事（状況）から直接に影響を受けるのではなく、人の気分は物事の捉え方（自動思考）に影響されることをしっかり理解することである。

　以上のように**一つの領域における望ましくない変化は、他の領域における望ましくない変化を導き悪循環に入らせる。逆にある領域における望ましい変化は、別の領域における望ましい変化を引き出し、それによって悪循環から這い出ることができる。**

　悪循環から這い出るためには、システム全体に最も大きな改善をもたらすような、最も小さな変化を見つけ出すことがポイントとなる。

⑷　認知行動療法の基本となる考え方の構成要素

　次に各構成要素について説明する。

①出来事（状況）とは

　出来事（状況）とは、自分を取り巻く環境や自分自身の内面に生じる出来事（例えば、ストレスの高い人間関係、家庭の状況、学校や職場の状況、過去の出来事の記憶、抱えている課題、痛みや騒音などの物理的環境など）である。生活で生じるあらゆるものがその対象になる。

　今、陥っている悪循環から這い出ることが目的なので、気持ちがつらくなったり動揺したり、不適切な行動をしたり、身体がつらい反応を示したときの状況に着目する。

②気分とは

　気分（mood）とは、寂しい、悲しい、不安、憂うつ、怒り、罪悪感、恥ずかしい、困惑、興奮、おびえ、いらだち、不満、うんざり、心配、傷ついた、怖い、楽しい、快い、誇りなどがある。気分は、時間帯や季節、置かれた状況によって変化するが、比較的、持続する感情の状態である。急に湧き起こった感情の動きである情動（emotion）、例えば、激怒、苦悶などとは区別される。

　気分と考えの区別をつけることを苦手とする人がいるが、一般に、気分は一つの言葉で表現できるものであり、考えは文章になって浮かんでくる、という違いがある。

　気分は、行動、自動思考、身体反応に影響を与え、その程度を強めたり弱めたりする。

③自動思考とは

　自動思考とは、ある場面に直面し、気分を体験したときに、瞬間に自動的に（勝手に）頭の中に浮かんでくる考えやイメージのことである。生活の中で起きる場面で自分が何らかの評価をするとき、頭の中を一瞬に通り過ぎる考えやイメージ、ものの捉え方、解釈の仕方ともいえる。

　自動思考は誰にでもあり、普通は意識しないで生活をしているが、自分が注意を向ければ自動思考を認識して理解できる。その気分を体験したときのことを、スロー・モーションのように思い出すことで自動思考に気づくことが可能である。

　一般に、強い否定的な気分を伴う出来事が起きたとき、自動思考に気づく手掛かりが得られる。

　例えば、「母親から電話があり、なぜお母さんの誕生日を忘れたのかと、強い口調で問いただされる出来事」が起きたとき、「憂うつ」の気分が生まれたとする。そのときの自動思考を見つめると「また、やってしまった。もう母を喜ばせる方法がない、どうしよう。どうせ私は何をやってもうまくいかない」といった否定的な考えが頭を素早く横切ったとする。

　これは、母親の誕生日を忘れたという一つの出来事について、極端で非合理的に拡大して他のことにまで適応し結論を出すという「一般化のしすぎ（一つのよくないことから、"何をやっても同じだ"と結論づけたり、この先も同じことが起きると考える）」という**【認知の偏り】**があるために、

「憂うつ」の気分が生まれているのである。

　認知の偏りをもつことは、心の健康問題をもつ人に特有なことではない。

　また、認知の偏りをもつことは悪いことでもない。睡眠が十分に取れなかったり、体調が悪かったり、強いストレスがかかったときなど、誰でもが体験することである。

　認知の偏りは、気持ちがつらくなったり動揺したり、不適切な行動をするときに、自分の頭に浮かんでくる自動思考の特徴的なクセといえる。

　一般に、私たちが陥りがちな【認知の偏り】には、次のようなものがある。

◎**すべき思考**（〜すべきだ、と必要以上に自分にプレッシャーをかけ、自分で制限し自分を責める）

　　例：「妻だから、夫より早く起きて朝食を作るべきです」

　　　　「人には、親切にするべきだ」

◎**全か無か思考**（あいまいな状態に耐えられず、物事を極端に白か黒かのどちらかに分ける考え方）

　　例：「私にできることは、自分をすべてさらけ出すか、絶対に自分を出さないかのどちらかです」

　　　　「一つ注意されると、私のことを全部否定されたように感じる」

◎**一般化のしすぎ**（一つのよくないことから拡大して一般化し、"何をやっても同じだ"と結論づけたり、この先も同じことが起きると考える）

　　例：「私は姑とうまくつき合えない。私はどんなに努力しても決していい嫁にはなれない」

　　　　「仕事が続かなかった。別の仕事をしてもまた続かないでしょう」

◎**拡大評価と過小評価**（気分の欠点や失敗や関心のあることは拡大して捉えるが、自分の長所や成功などはことさら小さくみる）

　　例：「家のことは何も手伝っていません。ゴミ出しなんか手伝っているとはいえません」

　　　　「今まで全部手作りだったのに・・・できあいのお惣菜を買ってきて並べただけなんて・・・これではダメです」

　　　　「自分の一部を自分の全体として見るときに、自分を嫌いになるんです」

◎**部分的焦点づけ**（自分が注目していることだけに目を向け、短絡的に結論づける）

　　例：「やはり自分が頼れるのは、この家しかない」

　　　　「美容院で美容師が嫌な顔をした。私のことをうっとうしいと思っている」

◎**結論の飛躍**（相手の心を深よみし決めつけるなど証拠が少ないまま、理由もなく否定的な結論を出す）

　　例：「会社の同僚は、私のことを嫌いに違いないですよ」

　　　　「別に根拠があるわけではないけど、人の思惑を勝手に自分が決めてしまって。だから自分が何かしようと思っても、人にどう思われるか、人はよく思わないだろうと考える」

◎**自分自身への関連づけ**（よくない出来事を、さまざまな理由があるにもかかわらず、自分のせいにする）

　　例：「子どもが病気してこんなになったのは、私のせいです」

「美容院で美容師が嫌な顔をした。私が彼女の気分を悪くさせた」

◎**レッテル貼り**（ミスやうまくできなかったことを、冷静に理由を考えず、"ダメな人間"などとレッテルを貼る）

例：「自分は皆ができることをできない、力がない、劣っている人間なんで」

「大失敗をしてしまって、自分はダメだ、全部、自分は失敗ばかり。毎日、睡眠薬を飲んで、それでも眠れない。眠れないから余計そのことを考え自分はダメだと思う」

◎**マイナス思考**（何でもないことやどちらかというとよいことなのに、悪くすり替えてマイナスに考える）

例：「あの人は、本当は会いたいなんて思っているわけではない。もう誰も私を必要としないの、自分がもう要らないんだ」

繰り返すが、このような【認知の偏り】が見られたときに重要なことは三つある。

一つ目として、このような【認知の偏り】は誰もが体験しうる考え方であって自分が特別ではないことを知ること。

二つ目として、そのような考え方をすることで悲しくなったり、腹立ったりと苦しむのであれば、気分を楽にする別の考え方を探すことで、苦しみを伴う悪循環から抜け出すことができること。つまり、思考を広げることで苦しみから脱出できる。その方法として、自分の自動思考は、一つの可能性であり他の考え方もあることを知り、自動思考をチェックし、思考の枠を広げバランスの取れた考えを取り入れ、囚われからの解放をめざす認知療法と行動療法を使えること。

三つ目として、【認知の偏り】をもつ自分を否定して、【認知の偏り】を自分の中から排除するのではなく、またバランスの取れた考えだけを肯定する必要もなく、どれも自分の一部であるとあるがままに自分を見て気づいておくこと。

④**スキーマ（心のクセ）とは**

スキーマ（心のクセ）とは、個人の中にある、かなり一貫した知覚、認知の構えであり、その人が情報を意味づける基本的ルールであり、思考の根底にある。その人の思考が生まれる基となる、常に存在する特徴的でその人にとって絶対的な見方ともいえる。

スキーマは、その人の思考を生み出す持続的で基本的な原理のことであり、「心のクセ」といったほうが理解しやすいかもしれない。

これは、子どもの頃の早い段階で形作られ始め、成功やトラウマ（精神的外傷）などを含めたさまざまな人生経験の影響を受けて作られる。

誰でも、健全なスキーマと非健全なスキーマをもつ。健全なスキーマには、私は物事を解決できる、私は逆境に負けない、私は他人を気づかう、すべてはうまくいく等がある。非健全なスキーマには、私は無力、不十分な、失敗、弱い、劣った、不完全な等がある。

スキーマと自動思考の関係は、ストレスを感じるような出来事が起きると非健全なスキーマが強まり活性化し、それにより否定的な自動思考が刺激され次々と流れるように表面に引き出される。ストレスを感じる出来事が起きてスキーマが活性化するまで、非健全なスキーマは休止状態にある。

例えば、先ほどの、母親から電話があり、「なぜお母さんの誕生日を忘れたのか」と強い口調で

問いただされる出来事が起きたとき、憂うつの気分が生まれた。そのときの自動思考は「また、やってしまった。もう母を喜ばせる方法がない、どうしよう。どうせ私は何をやってもうまくいかない」というものであった。このような自動思考が生まれたのは、「人から受け入れられるためには、常に完璧である必要がある」という非健全なスキーマが活性化したために、「どうせ私は何をやってもうまくいかない」という否定的な思考が湧き出ていると考えられる。

スキーマに気づく方法として、自分の自動思考にどのような共通するテーマがあるのか探す、自分が自分に対してどのような評価をしているのかを考える、強く心に残っている過去の記憶や強く気持ちが動揺した場面を拾い出し共通点を探す、などがある。

人は健全なスキーマと非健全なスキーマの両方をもつために、健全なスキーマを強化し、非健全なスキーマの力を弱くすることができる。

⑤身体反応とは

身体反応とは、身体にどのような反応が生じるかである。例えば、頭の中が空っぽで真っ白、口の中が渇く、胸がドキドキする、汗が出る、胃が痛い、体が硬くなる、眠れないなどがある。悪循環に入っているときは、不快な身体現象が現れる。

身体反応もまた、気分や自動思考、行動に影響を与え、その程度を強めたり弱めたりする。

⑥行動とは

行動とは、どのように振る舞い動くかということで、外からの観察が可能である。食事や清潔行動などの日常生活行動からあらゆる社会生活活動が含まれる。悪循環に入っているときは、一般に適応的でない行動が現れるが、自分が行動を変えることは可能である。

行動もまた、気分や自動思考、身体反応に影響を与え、その程度を強めたり弱めたりする。

重要なことは、出来事や気分や身体反応は自分でコントロールできないが、自動思考と行動はコントロールが可能である。言い換えれば、つらい気分の体験と闘ったりつらい気分から逃げるのではなく、不安や怒りなどの感情も避けることなく体験し闘いを手放し、「今、ここでの」あるがままを受け入れ、変えられるものを変えていくことが大切であろう。

●看護師主導による自尊心回復グループ認知行動療法の基本的構造

　本プログラムでは、認知行動療法を基礎にACT（アクセプタンス＆コミットメント・セラピー）の考え方を取り入れた看護師主導による自尊心回復グループ認知行動療法を行う。ACTは、認知の変容を目標とせず、そのネガティブな機能を弱め、ポジティブな機能を高めることを目標とする。ACTは思考の世界全体と距離を取り、普段と違うところから言葉や思考を眺める（脱フュージョン）技法を用いる（Hayes SC et al.、2005）。本プログラムは、それらACTの技法も取り入れた。

　プログラムは、12回のミーティングからなる基本構造の中で実践する（図4－2）。

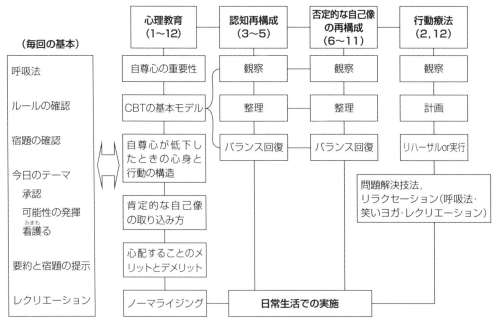

図4－2　看護師主導による自尊心回復グループ認知行動療法

　看護（care）という概念は、「看護る」のとおり、主体のもつ自立性、修復力に注目する。

　したがって、参加者は力をもつ人と捉え、彼らがもつ可能性の発揮を促すことと相互に承認し合うこと、看護ることを原則とする。また、レクリエーション活動も看護師主導による自尊心回復グループ認知行動療法プログラムにおいて、重要視する。なぜなら、レクリエーション活動は看護実践において古くからその重要性が指摘されており、ナイチンゲールは、慢性疾患患者へのペットの薦めや患者に与える音楽の効用を説き、ヘンダーソンは、「患者のレクリエーション活動を援助すること」を基本的看護を構成する14要素の一つとして位置づけているためである。

　グループで行う毎回のミーティングは、呼吸法から始まり、ルールの確認、宿題の確認（各自の宿題の達成、気持ちの変化について）、今日のテーマ、要約と宿題の提示（今日のまとめ、どのようなことが自分に役立ちそうか、家で何に取り組めるかなど各自の気づき、次回までの宿題の提示）、レクリエーション活動と進める。今日のテーマを話し合う際には、参加者相互が承認し合うことと、参加者がもつ可能性の発揮を促すことを基本原則とする。このように毎回、行動療法から入り、自分を解放してから認知療法へと発展させ、最後に楽しいことで終わるように設計してい

る。認知再構成（バランスのよい考え方を取り入れるのシート）や否定的な自己像の再構成（否定的な自己像を確かめるのシート）を行うにあたり、発表者は適応的な思考にたどり着き気分の改善を体験するが、グループ内の聞き手は他者のネガティブな体験に同調し自分のネガティブな体験を追体験することによりストレスがかかる場合がある。そのため、セッションの最後に楽しいことをすることは重要ポイントである。

　筆者は、ほどよい自尊心をもつ作業は人々の共通な健康問題であるとする立場をとる。ほどよい自尊心をもつこと、つまり自分を好きになることは、心の健康問題をもつ人に限られたものではなく、自分の生き方として人々の共通な健康問題であり課題である。一般に、人は「自分を高めたい」と思う傾向がある。「自分を尊敬できるに（好きになることに）値する自分へと、自分を高めたい」と思う心のもち主になることで、人間としての品位を保ち、誘惑に打ち勝ったり、困難に耐えることができ、結果として自分を高めることになる。したがって、ほどよい自尊心をもつことは、人々の共通の課題といえる。

　このような理由で、プログラムは同じ医学的診断名をもつ人を集めて行うのではなく、病名にかかわらず、低い自尊心により生活に何らかの苦労をもつ人を対象に展開する。つまり、医学モデルとは一線を置き、医学的診断横断的に対象者を捉える。また、参加者を低い自尊心をもち生活に苦労をもつ専門家として位置づけ、専門家は保健医療従事者である専門職と協働してプログラムを進める。

　12回のミーティングは、心理教育、認知再構成、否定的な自己像の再構成、行動療法の4つの系列に分け、これらは介入の方向性が異なっており、グループの特性に応じて介入の順序や回数を変えることが可能である。例えば、慢性の統合失調症などで病歴が長く、かなり低い自尊心をもつ参加者が多いときは、行動療法の一つとしても位置づけている呼吸法や笑いヨガ、筋弛緩法、レクリエーション活動を十分に行うことで緊張を解放し、その後に行動活性化や問題解決技法を用い、認知再構成、否定的な自己像の再構成へと進めたほうが効果的である。糖尿病などの身体疾患で自尊心があまり低くない集団では、認知再構成を中心に行うことが効果的な場合もある。

　一般に、慢性的に何らかの問題をもっている場合は、行動的技法から入り行動的技法の比率を多くしたほうが効果的である（図4-3）。

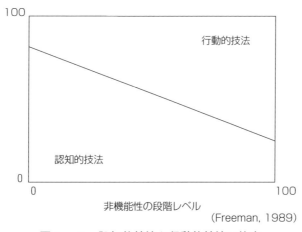

図4-3　認知的技法と行動的技法の比率

　プログラムは集団で行う。集団で行うメリットとして、参加者は集団の中で自分の体験を語り他の参加者の体験を聴く中で、自分の感じ方や反応の仕方を知ることができ自分自身を見つめ直し、客観的な視点を養うことができる。つまり、自分を俯瞰することが可能になる。また、集団で話し合い悩みを共有することによって、他の人々との一体感を感じることができ、抱きやすい孤独感を克服することができる。

　自分と似た苦労をもちながら頑張っている仲間と出会い、仲間に刺激されることも魅力の一つである。加えて、集団力動によりグループが成熟し参加者同士の凝集性が高まり、それが参加者個々人の成長を助ける。

　さらに重要なメリットとして二つ列挙できる。一つは、解決策を探したり異なった見方を探すとき、多くのアイデアが得られ、一人で探すとき以上の知恵を得ることができる。

　他の一つは、他の参加者へのアドバイスを体験することで、自分が誰かの役に立つことを実感でき社会的存在感を得ることである。

　プログラム内容を図4-4に示す。

回	認知療法	行動療法	備考
1	＊自分を好きになれない体験の表出 ＊ノーマライゼーション ＊自尊心の重要性とCBT基本モデルの理解	呼吸法 レクリエーション	プログラム開始の合意 自己紹介 互いに知り合う ルール作り
2		問題解決技法 呼吸法、笑いヨガ	
3～5	＊参加者全員に対する認知再構成	呼吸法	
6	＊心配することのメリットとデメリット ＊目標の明確化（目標リストの作成）	呼吸法 笑いヨガ	
7～11	＊自尊心が低下したときの心身と行動の構造 ＊否定的な自己像の再構成 ＊能力・自信リストと資源・社会関係・役割リスト作成 ＊肯定的な自己像の取り込み方 ＊ありのままの自分を受け入れよう	呼吸法 レクリエーション	
12	＊否定的な自己像が活性化したときのためのコーピングカードの作成	呼吸法 レクリエーション	

図4-4　プログラム内容

　プログラムでは、参加者同士が知り合いになり、グループ内のルールを作り、心理教育、認知再構成、否定的な自己像の再構成、行動療法を体験するが、その系列の概要を記す。

⑴　心理教育の系列

　心理教育の系列は、12回のプログラムの中で繰り返し行う。心理教育の内容は、自尊心とは何か、自尊心の役割と重要性、私たちの自尊心の程度、自尊心の形成プロセスなど自尊心についての知識を学習する。加えて、CBTの基本的知識、自尊心が低下したときの心身と行動の構造、肯定

的な自己像の取り込み方、心配することのメリットとデメリットを学習し、適時、ノーマライジングを行う。それらの学習は、本教材を用い口頭と文章を用いて理解を深める。また、より深い理解を得るため必要時に板書する。

┌───┐
【コラム】

　ノーマライジングとは、病気体験やラベルづけに伴う偏見や不安を軽くさせることを目的にした治療的アプローチのことである。つまり、心の健康問題をもつ人の体験は奇妙で理解ができないものではなく、多くの人に共通の体験であり、正常といわれる健康な人にも出現することを理解してもらい、偏見や不安を軽減するために行うアプローチである。

　ノーマライジングの基礎となるノーマライゼーションとは、障害者と健常者とは、お互いが特別に区別されることなく、社会生活を共にするのが正常なことであり、本来の望ましい姿であるとする考え方である。またそれに向けた運動や施策などもノーマライゼーションに含まれる。
└───┘

(2)　認知再構成の系列

　認知再構成の系列は、参加者が自分を好きになれない、自分を尊敬できない状況時の具体的な経験を出し、その状況下で現れてくる意識の流れを観察しアセスメントシートに記入することで、スキーマ（心のクセ）と自動思考と気分と行動と身体反応は繋がっており、「自分はこのような悪循環に入っているから、今こんなにしんどいのだ」と整理し実感し理解することを体験する。

　アセスメントシートに記入する内容は、参加者自身の言葉を用いる。また、参加者の共通理解を得るために板書する。スキーマ（心のクセ）、自動思考、気分、行動、身体反応の悪循環を見つけ出すことで、自分の状況を客観視でき自分の状況を理解することができる。自分の状況が理解できただけでも、参加者の気分はかなり楽になるようである。自分の状況を理解した後、認知再構成に進む。

①観察：自分を好きになれないときの状況を書き出す

　自分を好きになれない、自分を尊敬できない状況について、いつ、どこで、誰が、誰と、何を、どのようにかと５Ｗ１Ｈで具体的に記入する。例えば、看護師であるＡさんは、「昨年、うつ状態で６か月間休職した。10月より週２回、１日３時間リハビリ出勤中である。今年に入り週３日、１日３時間の勤務をしている。毎年、恒例の看護研究発表が夏にある。私は2001年に全国大会で研究結果を発表した。今回の研究テーマを同僚に提案したところ、皆が賛成した。2010年５月29日、看護師長から"講演と看護研究で、少し精力的になりすぎていない？ブレーキをかけたら？"とメールで言われた。このとき、いろいろな気分や考えが出てきて、一週間ほどしんどい状況から抜けることができず、"自分のことを嫌だなあ"と感じた」と具体的に状況をアセスメントシートに書く（以下、Ａさんの例を用いてアセスメントシートの記入と認知再構成を進める）（図４－５）。

②観察：気分を書き出す

　気分には、その状況で感じた不快な気分を書く。気分は一つの言葉で表現できるものである。たいていの状況で一つ以上の否定的な気分が湧き上がっているので可能な限り多くの気分を捕まえる。Ａさんがその状況で感じた不快な気分は「くやしい（これまでの人生で最高を100%とした

き、70%）、怒り（50%）、疎外感（70%）、憂うつ・落ち込み（60%）、寂しい（50%）、不安（50%）」であった。

③観察：自動思考を捕まえる

　その不快な気分を感じた場面を想起してもらい、「その状況で、どのような否定的な考えやイメージが、自分の頭を瞬間によぎったのか」と相手に関心をもって**ソクラテス式質問法（コラム参照）**で聴き、自分の意思とは無関係に流れる自動思考を捕まえる。自動思考は文章になって浮かんでくるものである。それぞれの気分を感じているときに、瞬間に勝手に横切った否定的な考えやイメージをできるだけ順番に思い出す。

　Aさんはくやしい気分を感じたとき、「私が提案し皆が賛同したのに、なぜ私は外された？」「私がしたら、どうしていけないの？」「中心でやりたかったのに、何で私が外されたの？」などの自動思考が生まれていたことに気づいた。

> 【コラム】
> 　ソクラテス式質問法とは、その人がその人自身の非適応的思考を認識し、それを修復するための手助けをすることを目標に行い、その人に対して好奇心と知的欲求を刺激するような質問を行うことである。言い換えると、その人の思考・認知の中にある非現実的な部分をあぶり出して、その人自身が気づいていないパターン化された考え方をその人自身が見つけ出し、その人自身が自分で解決方法を見つけていけるようにガイドするための質問である。そのとき、こちらは、結論めいたことは言わず、相手の論理的矛盾点への質問を繰り返す。質問に答えるべく、矛盾点を考え直し、新たな適応的思考をその人自身が導いていく。

④観察：スキーマ（心のクセ）を捕まえる

　自動思考の意味を**下向き矢印法（コラム参照）**を用いて、例えば、「もし、その自動思考が事実だとしたら、それはあなたにとって何を意味するのか」「もしその考えが本当のことになったら、その後何が起きるでしょうか」「その否定的な自動思考は、あなたの自分に対する価値観にどのような影響を与えたか」と自動思考の意味を聴き、スキーマ（心のクセ）を捕まえる。Aさんは「私は一人前ではない。私は人より劣っている」といったスキーマ（心のクセ）をもっていることを見出した。

> 【コラム】
> 　下向き矢印法とは、その人自身も気づいていない潜在的な基底的なスキーマ（心のクセ）を同定するのに有益な方法である。この手法は、最初は自動思考に焦点を当てた質問を行い、一連の質問を用いてしだいに深いレベルの思考を明らかにしていく。
> 　下向き矢印法では、出来事や考えについて次のような質問を重ねていく。
> 「それが事実だとしたら、なぜそのことがあなたの問題になるのですか？」
> 「それが事実なら、どんなことが起こるのでしょうか？」
> 「あなたはなぜ、そのことについてそんなに悩むのですか？」
> 「それからどうなりますか？」
> 「あなたにとって、それはどんなことを意味するのですか？」

図4-5 アセスメントシート

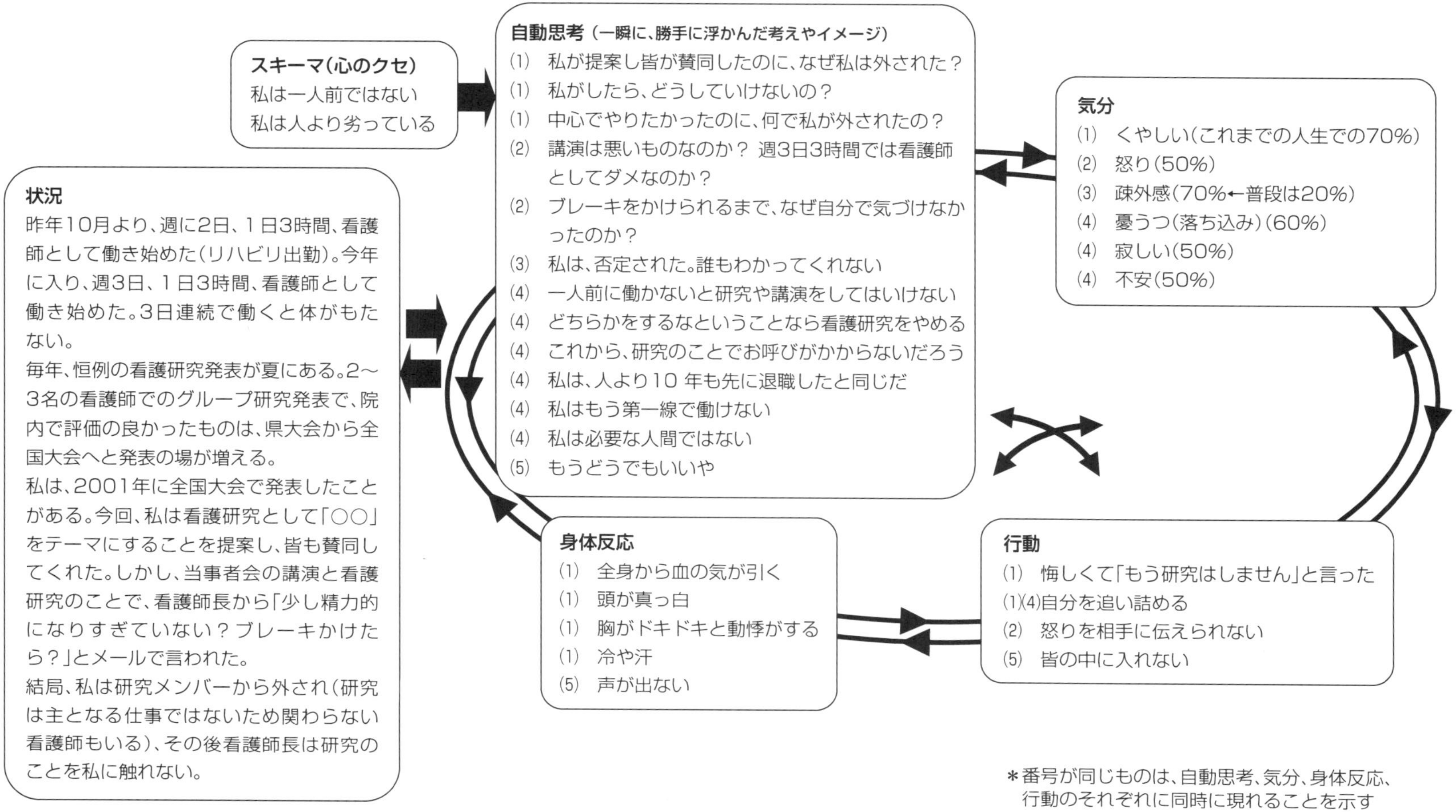

スキーマ（心のクセ）
私は一人前ではない
私は人より劣っている

自動思考（一瞬に、勝手に浮かんだ考えやイメージ）
(1) 私が提案し皆が賛同したのに、なぜ私は外された？
(1) 私がしたら、どうしていけない？
(1) 中心でやりたかったのに、何で私が外されたの？
(2) 講演は悪いものなのか？ 週3日3時間では看護師としてダメなのか？
(2) ブレーキをかけられるまで、なぜ自分で気づけなかったのか？
(3) 私は、否定された。誰もわかってくれない
(4) 一人前に動かないと研究や講演をしてはいけない
(4) どちらかをするなというこことなら看護研究をやめる
(4) これから、研究のことでお呼びがかからないのだろう
(4) 私は、人より10年も先に退職したことと同じだ
(4) 私はもう第一線で動けない
(4) 私は必要な人間ではない
(5) もうどうでもいいや

気分
(1) くやしい（これまでの人生での70%）
(2) 怒り（50%）
(3) 疎外感（70%←普段は20%）
(4) 憂うつ（落ち込み）（60%）
(4) 寂しい（50%）
(4) 不安（50%）

行動
(1) 悔しくてもう研究はしませんと言った
(1)(4) 自分を追い詰める
(2) 怒りを相手に伝えられない
(5) 皆の中に入れない

身体反応
(1) 全身から血の気が引く
(1) 頭が真っ白
(1) 胸がドキドキと動悸がする
(1) 冷や汗
(5) 声が出ない

状況
昨年10月より、週に2日、1日3時間、看護師として働き始めた（リハビリ出勤）。今年に入り、週3日、1日3時間、看護師として働き始めた。3日連続で働くと体がもたない。
毎年、恒例の看護研究発表が夏にある。2～3名の看護師でのグループ研究発表で。院内で評価の良かったものは、県大会から全国大会へ発表の場が増える。
私は、2001年に全国大会で発表したことがある。今回、私は看護研究を提案したことをテーマにすることを提案し、皆も賛同してくれた。しかし、当事者会の講演と看護研究のことで、看護師長から「少し精力的になりすぎていない？ブレーキをかけたら？」とメールで言われた。
結局、私は研究メンバーから外され（研究はまとなる仕事ではないため関わらない看護師もいる）、その後看護師長は研究のことを私に触れない。

＊番号が同じものは、自動思考、気分、身体反応、行動のそれぞれに同時に現れることを示す

121

なとこでもグルグル回る思考はおさまらず、「私は人前ではない」「私は人より劣っている」という思考の原則（心のクセ）をさらに強めた。グルグル回る思考はおさまらず、むしろ時間が経過すればするほどグルグル考えることがエスカレートし、「どちらかをするなと言うことなら看護研究をやめる」「一人前に動かないと研究や講演をしてはいけない」「これから、研究のことでお呼びがかからないだろう」「私は、人より１０年も先に退職したと同じだ」「私はもう第一線では動けない」「私は必要な人間ではない」という考えが次々に浮かび、「自分を追い詰める」ことを続けるうちに、「寂しい」気分や「不安」な気分が生まれ「憂うつ（落ち込み）」な気分が生まれた。「憂うつ」な気分はさらに強め「もうどうわかってくれない」「私は否定された」の思考をさらに引き起こした「声でもいい」という状態が生まれ、皆の中に入れない行動を取っていた。を出せない」状態が生まれ、皆の中に入れない行動を取っていた。そして夜眠れなくなってきた。

どんな所でも、どんなときでもグルグル回る思考はおさまらず、むしろ時間が経過すればするほどグルグル考えることがエスカレートするため、negative な気分と身体反応も持続し、カテゴリー間の悪循環の悪循環は持続した。いつでも夜、布団に入ってもこの悪循環から抜け出せなかった。

スキーマ（心のクセ）・自動思考・気分・身体反応・行動の関係

看護師長からメールが入ったとき、「私が提案し皆が賛同したのに、なぜ私が外された？」という考えが頭の中を横切り、「くやしい」気分が沸き出てきた。

と同時に「全身から血の気が引き」「頭が真っ白」になった。すると「私は人より劣っている」「頭が真っ白」といった思考の原則（心のクセ）が活性化し、「私は一人前ではない」「どうしていけないの？」「中心でやりたかったのに、何で私が外されたの？」という考えが次々に出てきて、それらが頭の中をグルグル回り、「くやしい」気分がどんどん大きくなり、「胸がドキドキと動悸」がしたり「冷や汗」など不快な体の反応が出てきた。悔しくて「もう研究はしません」と看護師長に言い詰める「私は人より劣っている」「私は半人前」と自分を追い詰める」行動をとった。そして一度取り詰める」行動は、「研究や講演は悪いものなのか？週３日３時間では看護師としてダメなのか」と自分にストップをかけため（看護師長？組織？）への「怒り」と、「ブレーキをかけられるまで、なぜ自分で気づけなかったのか？」と内（自分自身）への「怒り」の気分を生じさせた。怒りの気分は、ますます「胸がドキドキと動悸」や「冷や汗」も引き起こし、「私は否定された」「誰もわかってくれない」という考えが頭の中を通り過ぎ、「疎外感」の気分が生まれた。どんな所でもどん

⑤観察：身体反応と行動を書き出す

　さらに、その不快な気分のとき、どのような身体反応があったか、自分はどのような行動をしたかについて参加者と協働で情報を収集する。Aさんはくやしい気分のとき、「全身から血の気が引く、頭が真っ白、胸がドキドキと動悸がする、冷や汗」の身体反応を体験し、「くやしくて、もう研究はしませんと言った」行動を取っていた。

⑥整理：悪循環を見つけ出すことと希望を見出すこと

　このようにして、基本的な認知行動モデルの各領域における参加者の体験を書き出し、スキーマ、自動思考、気分、行動、身体反応の悪循環を見つけ出す。一般に、参加者はアセスメントシートに記入することで、自分の状態を理解でき気分が少し楽になる。

　Aさんの場合、看護師長からメールが入ったとき、「私が提案し皆が賛同したのに、なぜ私が外された？」という考えが頭の中を横切り、くやしい気分がわき出てきた。と同時に全身から血の気が引き、頭が真っ白になった。すると「私は人より劣っている」「私は一人前ではない」といったスキーマが活性化し、「私がしたら、どうしていけないの？」「中心でやりたかったのに、何で私が外されたの？」という考えが次々に出てきて、それらが頭の中をグルグル回り、くやしい気分がどんどん大きくなり、胸がドキドキと動悸がしたり、冷や汗など不快な体の反応が出てき、くやしくて「もう研究はしません」と看護師長に言った。同時に、「私は人より劣っている」「私は半人前」と自分を責め、自分を追い詰める行動をとった。そして一度取りだした自分を追い詰める行動は、「研究や講演は悪いものなのか？週3日3時間では看護師としてダメなのか」と自分にストップをかけた外側（看護師長や組織）への怒りと、「ブレーキをかけられるまで、なぜ自分で気づけなかったのか？」と内側（自分自身）への怒りの気分を生じさせた。怒りの気分は、ますます胸がドキドキと動悸や冷や汗も引き起こし、「私は否定された」「誰もわかってくれない」という考えが頭の中を通り過ぎ、疎外感の気分が生まれた。どんな所でもどんなときでもグルグル回る思考はおさまらず、「私は人より劣っている」「私は一人前ではない」というスキーマをさらに強めた。グルグル回る思考はおさまらず、むしろ時間が経過すればするほどグルグル考えることがエスカレートし、「どちらかをするなと言うことなら看護研究をやめる」「一人前に働かないと研究や講演をしてはいけない」「これから、研究のことでお呼びがかからないだろう」「私は、人より10年も先に退職したと同じだ」「私はもう第一線では働けない」「私は必要な人間ではない」という考えが次々に浮かび、自分を追い詰めることを続けるうちに、寂しい気分や不安な気分が生まれ、憂うつ（落ち込み）な気分が生まれた。憂うつな気分は「誰もわかってくれない」「私は否定された」の思考をさらに強め「もうどうでもいいや」という考えを引き起こした。そして自分が思うように声を出せない状態が生まれ、皆の中に入れない行動を取っていた。

　そこまで書き出したAさんは、自分は悪循環から抜け出せないために、こんなに苦しいんだ、と理解できた（図4-5）。

　その後、支援者は参加者に対する将来展望と興味関心を表現することが重要であり、これは参加者が可能性と希望をもつことに繋がる。例えば、一つの領域における望ましくない変化が他の領域における望ましくない変化を引き起こし悪循環に入らせることは、逆にある領域における望ましい変化が別の領域における望ましい変化を引き出し、それによって悪循環の苦しみから脱出できる。小さな変化を見つけることで大きな変化に繋がるように、小さな変化を一緒に見つけましょう、と

励ます。

⑦バランス回復：認知再構成（一つの気分を取り上げ、ホットな自動思考を特定）

　次のステージとして、悪循環のアセスメントを終えた参加者は認知再構成を行う。これはマイナス思考をプラス思考に変えるのではなく、バランスの取れた考えを取り戻すことが目的である。つまり、プラスの側面もマイナスの側面も見つつ、新しい視点から多面的に見て考えの幅を広げながら、参加者の力を取り戻すことを目的とする。ここでも、事例提供者を募り、事例提供者と支援者が参加者と協働して実際に認知再構成を行う。具体的には、アセスメントシートで出した状況、気分、自動思考を再度取り上げ、認知再構成記録表に記入する。気分を記入する際、「～という気分がある（%）」と、自分が感じた気分を可能な限り書き出す。

　「～という気分がある（%）」と記入することにより、気分をもつ自分を客観的に見ることができるようになり、その結果、気分からの脱フュージョンをめざし、その気分に囚われないようにすることを狙っている。

　書き出した気分のうち、今回、検討したい気分を一つ取り上げ、○をつける。

　次いで、ソクラテス式質問法を用いて、取り上げた気分をもったときの否定的な自動思考を可能な限り多く捕まえ、それらの中で気分に最も影響を与えた自動思考をホットな自動思考として特定する。

　自動思考を書くときも、自動思考を客観的に見ることができるようになり、自動思考からの脱フュージョンをめざしその思考に囚われないようにするために、「～という自動思考がある」と書く。

　Aさんの場合、「くやしいという気分がある」を取り上げ、気分に最も影響を与えた自動思考（ホットな自動思考）は「私は外されたという自動思考がある」であった（図4-6）。

図4-6　認知再構成記録表

①状況	昨年10月より週2日、1日3時間看護師としてリハビリ出勤中。 　今年に入り、週3日、1日3時間の勤務をしている。毎年、恒例の看護研究発表が夏にある。 　私は2001年に全国大会で、研究結果を発表した。 　今回の研究のテーマを提案したところ、皆が賛同した。 　2010年5月29日、看護師長から「スピーカーズビューローの講演と看護研究で、少し精力的になりすぎていない？ブレーキかけたら？」とメールで言われた。	
②気分（%） （検討したい気分に○をつける）	○くやしいという気分がある（70%）、怒りの気分がある（50%）、憂うつ・落ち込みという気分がある（60%）、疎外感という気分がある（70%←普段は20%）、寂しいという気分がある（50%）、不安という気分がある（50%）	
③自動思考 （○：ホットな自動思考）	○私は外されたという自動思考がある 一人前に働かないと、研究や講演をしてはいけないという自動思考がある 私は否定されたという自動思考がある 私は必要な人間ではないという自動思考がある	
④根拠 （事実だけを書き推論は書かない）	【自動思考を肯定する根拠】 ・以前に主任として働いていたが、今は准看護師に叱られることもある ・自分に与えられている仕事が、他人によって既に行われているときもあった	【自動思考を否定する根拠】 ・参加しなくていいとは言われていない ・師長は、スタッフの健康を守ることが自分　の役割であると常々言っている ・師長は、病棟のチームワークを気にかけ、

		・一日中勤務していないために流れがつかめ ず、一つひとつのことを聞き、確認する必 要がある ・研究について看護師は何も言わないが、自 分の見えないところで資料を作り進めてい る	時々「どう？」と聞いてくれる ・病棟カンファレンスで私がテーマを出した とき、皆が賛同した ・病棟業務において自分の役割は決まってい る ・病棟での業務手順が一定でなく、スタッフ により考え方・やり方が異なる ・スタッフは休憩室で、「一緒にお茶を飲も う」と誘ってくれる ・リハビリ出勤であり、全責任を負わなくて もよいと上司が配慮してくれる ・体調が良いときには、業務上で気をつける べきことを聞いてから行動している ・知らない人にも、よく道などを尋ねられる
		それにこだわる利点 　なし	**それを信じる利点** 　自分の存在価値を見出せる
		それにこだわらない利点 　仕事に対する責任の負担が軽くなる	**それを信じない利点** 　なし
⑤認知の偏り	全か無かという認知がある（物事を極端に白か黒かのどちらかに分ける考え） 結論の飛躍という認知（相手の心を深よみし決めつける等、理由もなく否定的な結論を出す） 自分自身への関連づけという認知（良くない出来事を、理由があるにもかかわらず、自分 のせいにする）		
⑥自動思考をは 　ね 返 す 考 え 　（反証）	テーマの着眼が良いために、皆がそれを取り上げた。研究はテーマがとても大切である したがって、大きなところで研究に参加している テーマを取り上げてくれたこと自体が、スタッフは自分を評価してくれていることである 今はリハビリ出勤であり、「給料をもらうことを大切に考える」と、割り切ってもよい 7か月間ほとんど休まずに出勤すること自体がすごいこと 7か月間出勤しているのは、「辞めてほしい」と言われないことであり、それは仕事ができ ているからであり、辞めなくてよい状態である このようなしんどい状態で仕事をしている自分は、本当に強いしエネルギーがある 患者さんが良くなることを自分のことのように喜べる自分は、人間的にすごい、大きい 自分は相手の目線で話をし、安心して話せる優しい雰囲気をもつ 自分は「どうでもいいや」と言いながら、本当は投げ出すことをしない強さをもつ もし、看護研究をしていたら、体がもたなくなっていただろう 自分を高く評価してもよい		
⑦バランスのと 　れた考え	私は今、頑張る時期ではない。頑張れるときはまた、来る。今、頑張ると自分が壊れる。 研究については、私が提案したテーマに誰も反対せず、皆やろうと言ってくれた。 研究メンバーとして関われないことはくやしいけど、着眼点は良かったので、研究に貢献 できた。 自分は必要でない人間ではない。よく考えると、必要でない人間はいない。 今、自分が生きていることは、必要であるから生きている。 生きる必要性があるから生きている。 ちょっとした言葉を気にしなくてよい。メールの内容は、肯定されたのか否定されたのか わからない。私が勝手に否定されたと思っただけ。否定されたと思う必要はない		
⑧気分（％）	くやしいという気分がある（0％）怒りの気分がある（0％）憂うつ・落ち込みという気分 がある（0％）疎外感という気分がある（10％）寂しいという気分がある（0％）不安とい う気分がある（20％）		

⑧バランス回復：認知再構成（自動思考の根拠を探す）

　以後、ホットな自動思考を中心に自動思考を肯定する根拠と否定する根拠を探すが、思い込みや解釈を含まず事実のみを探す必要がある。参加者にとってこの点が難しいようである。

　そこで、グループの威力が発揮される。すなわち、他の参加者からの豊かな質問や意見が、事例提供者の気づきを促し根拠の発掘を促進させる。自動思考を肯定する根拠と否定する根拠が増えることで、より認知の偏りや反証、バランスのとれた考えを導きやすくなる。

　Aさんの自動思考を肯定する根拠は、「以前に主任として働いていたが、今は准看護師に叱られることもある。自分に与えられている仕事が、他人によって既に行われているときもあった。一日中勤務していないために流れがつかめず、一つひとつのことを聞き確認する必要がある。研究について、看護師は何も言わないが自分の見えないところで資料を作り進めている。」であった。自動思考を否定する根拠として「参加しなくていいとは言われていない。師長はスタッフの健康を守ることが自分の役割であると常々言っている。師長は病棟のチームワークを気にかけ時々"どう？"と聞いてくれる。病棟カンファレンスで私がテーマを出したとき皆が賛同した。病棟業務において自分の役割は決まっている。病棟での業務手順が一定でなくスタッフにより考え方・やり方が異なる。スタッフは"休憩室で一緒にお茶を飲もう"と誘ってくれる。リハビリ出勤であり全責任を負わなくてもよいと上司が配慮してくれる。体調が良いときには業務上で気をつけるべきことを聞いてから行動している。知らない人にもよく道などを尋ねられる。」が書き出された。

　次に、「自動思考を肯定する根拠と自動思考を否定する根拠のどちらを信じるほうが自分にとって楽であるか」を問いかける。ほとんどの場合、自動思考を否定する根拠を信じるほうが楽であることに気づく。その気づきを得た後に、自動思考を肯定する根拠にこだわる利点とそれにこだわらない利点を探す。また、自動思考を否定する根拠を信じる利点とそれを信じない利点を探す。自動思考を肯定する根拠にこだわらない利点が多い場合、自分の価値に照らし合わせて、その否定的な自動思考を採用しないという選択がしやすくなる。自動思考を否定する根拠を信じる利点が自分にとって大切であると判断できれば、その自動思考を否定する根拠を採用するという選択がしやすくなる。また、「いま、この瞬間」に着目することによって自分の価値を大事にした選択がしやすくなる。

⑨バランス回復：認知再構成（認知の偏りに気づく）

　参加者は、自動思考を否定する根拠を出していくうちに、認知の偏りをしていることに自身が気づいていく。支援者が認知の偏りを指摘するのではなく、例えば、「100人のうち、何人が自分と同じように考えるか」と100人の人技法（コラム参照）を用いた質問をし、参加者自身が自分の認知の偏りに気づくようにサポートする。ここでも、認知の偏りを客観的に見て、認知の偏りからの脱フュージョンをめざしその認知に囚われないようにするために「〜という認知がある」という書き方をする。

　Aさんは、全か無かという認知があること、結論の飛躍という認知があること、自分自身への関連づけという認知があるかもしれないと語った。

⑩バランス回復：認知再構成（自動思考をはね返す考えを探す）

　その後、否定的な自動思考をはね返す考えを探す。「あなたの娘（親しい人）が打ちひしがれ同じようなことで悩んでいたら、何とアドバイスしてあげるか」と**娘技法（コラム参照）**を用いたり、「似たような経験をしたときどのようなことを考えたら楽になったか」等と、ソクラテス式質問法を用いる。

　参加者一人で自動思考をはね返す考えを導くことは難しく、ここでもグループによる質問やブレインストーミング法の威力が発揮され、それらが自動思考をはね返す反証となる。また、ネガティブな表現をポジティブな表現に変えるリフレーミングも反証を導きやすくする。例えば、「人見知り」は、「慎重である」や「黙っている人ほど物事をよく見ている」とポジティブに言い換えることができ、これは自動思考をはね返す力となり思考の幅を広げることに一役はたす。

　Aさんは、次のような自動思考をはね返す考えを導いた。「テーマの着眼が良いために皆がそれを取り上げた、研究はテーマがとても大切である、したがって自分は大きなところで研究に参加している。テーマを取り上げてくれたこと自体がスタッフは自分を評価してくれていることである。今はリハビリ出勤であり、給料をもらうことを大切に考えると割り切ってもよい。スタッフの健康を守ることを第一に考える師長は、自分を長い目でみており元気になってほしいと考えている。7か月間ほとんど休まずに出勤すること自体がすごいこと。7か月間出勤しているのは、辞めてほしいと言われないことであり、それは仕事ができているからであり、辞めなくてよい状態である。このようなしんどい状態で仕事をしている自分は、本当に強いしエネルギーがある。患者さんが良くなることを自分のことのように喜べる自分は、人間的に大きい。自分は相手の目線で話をし、安心して話せる優しい雰囲気をもつ。自分はどうでもいいやと言いながら、本当は投げ出すことをしない強さをもつ。もし、看護研究をしていたら体がもたなくなっていただろう。自分を高く評価してもよい」。

⑪バランス回復：認知再構成（バランスのとれた考えを生み出す）

　バランスのとれた考えを導くには、自動思考を肯定する根拠を再び見直し自動思考をはね返す考えを取り入れながら、偏った自動思考の幅を広げた、より現実的で柔軟でバランスのとれた考えを取り戻すようにする。自分の偏った自動思考を否定し修正する必要はなく、またバランスのとれた考えだけを肯定する必要もなく、どれも自分の一部であると受け入れ、あるがまま見ておき気づい

ておくことが大切である。

　バランスのとれた考えは、参加者自身の言葉を用いて記録表に書かれることが重要である。誰かに指摘されたのではなく、自分で生み出す考えこそが持続可能性を有する。

　経験上、自動思考を否定する根拠と自動思考をはね返す考えが豊かに出た場合ほど、また参加者の強み（長所）をたくさん出すほどバランスのとれた考えへと回復し、気分も改善する。

　Ａさんは、次のようなバランスのとれた考えを導き出した。「私は今、頑張る時期ではない、頑張れるときはまた来る、今、頑張ると自分が壊れる。研究については、私が提案したテーマに誰も反対せず皆やろうと言ってくれた。研究メンバーとして関われないことはくやしいけど、着眼点は良かったので研究に貢献できた。自分は必要でない人間ではない、よく考えると必要でない人間はいない、今自分が生きていることは必要であるから生きている、生きる必要性があるから生きている。メールの内容は、肯定されたのか否定されたのかわからない、私が勝手に否定されたと思っただけ、否定されたと思う必要はない。ちょっとした言葉を気にしなくてよい」。

⑫バランス回復：認知再構成（気分の再確認）

　最後に、今の気分を％で表し、検討したホットな自動思考に関連づけて、バランスのとれた考えを導き出す前の気分と比較する。考えを広げて新しい気分が生じればそれも書く。認知再構成を行った後のＡさんの気分は、「くやしい（０％）」「怒り（０％）」「憂うつ・落ち込み（０％）」「疎外感（10％）」「寂しい（０％）」「不安（20％）」であった。

⑶　否定的な自己像の再構成の系列

　参加者は、強烈な体験と困難な生活の中で作られた否定的な自己像をもつ方が多く、それは自動思考を再考する認知再構成だけでは変容しがたい。否定的な自己像の再構成の系列は、心の奥に存在している否定的な自己像、つまりスキーマ（心のクセ）の再構成をめざす。

　スキーマとは、自分や世界や将来に対する仮定的な確信でありその人が情報を意味づける基本的ルールであり、その人の思考を生み出す持続的で基本的な原理である。

　誰でも健全なスキーマと非健全なスキーマをもつが、ここでは、健全なスキーマを意識化するとともに、非健全なスキーマの影響を軽くすることを目標とする。

　スキーマへの取り組みは、認知行動療法の基礎理論であるストレス素因仮説によると、⑴　現在の症状を軽減する。⑵　将来のストレッサーへの抵抗力向上に影響を及ぼす。⑶　おそらく再発リスクの低減に高い効果がある（Jesse H. et al.、2006）。スキーマは潜在的で、日常思考の水面下にあるため、非健全なスキーマに飲み込まれやすい。ゆえに、自分の非健全なスキーマについてきちんと自覚する必要がある。

　この系列における学習内容は、以下のものを含む。⑴　自尊心が低下したときに、自分のスキーマや自動思考や気分や身体や行動がどのようになっているのかを理解する。⑵　自分が、自分への評価を正当に行っているかどうかについて観察し理解する。⑶　自分の目標を考えリストアップする。⑷　自分の目標を実現させるためには、自分に対するどのような否定的イメージが邪魔をするか考える。⑸　自分に対する否定的イメージ（自分を好きになれないときの自己像）が強く、自分への評価を正当に行っていないなら、バランスのとれた自分への評価を行える練習をする。自分への評価を正当に行っていない場合とは、自分の否定的な側面だけを見て肯定的な側面を見ないこと

を指す。(6) 参加者と自分自身から、自分への承認（認められたり褒められる等）を受ける場を経験する。(7) 正当でバランスのとれた自分への評価を保つ方法を考え、イメージし、練習し、実行する。(8) リラックスしたり、自分の好きな活動をしたり、楽しいことをする。

①目標の明確化

第一段階として、自分が進みたい方向、したいことなど願望を書き「私の目標リスト」を作成する。願望は、具体的に目に見える形である、肯定的な表現である（成長・達成指向）、多い、野心的であることを原則とする。その後、私の願望を実現させるためには、自分のどのような否定的な自己像が邪魔をすると考えられるかを書き出し、否定的な自己像を見直す必要性を認識する。この時点での参加者は、認知再構成で自分の非健全なスキーマに気づいているために、否定的な自己像に気づくことは可能である。

②観察：変更したいスキーマを決め、根拠を出す

次いで、スキーマの修復つまり否定的な自己像を正当でバランスのとれた自己像にする作業を行う。方法として、「否定的な自己像に対する根拠の検証用ワークシート」を用いる。基本的には、認知再構成と同様なプロセスである。以下について、事例提供が可能な参加者を1名募り、その事例について全員で考えを出し合い進める。

まず、自分が取り上げたい自分を好きになれないときの自己像（スキーマ）を一つ決める。参加者が、自分を好きになれないときの自己像を探すことが困難な場合は、基本的な認知行動モデルを用いて、不快な感情のときの自動思考を探し特定し、自動思考の意味を下向き矢印法で聴き、自分を好きになれないときの自己像を一緒に探す。

続いて、その自己像を否定する根拠と肯定する根拠を出すが、支援者とグループの参加者は、参加者が自分を好きになれないときの状況について関心をもって質問する。

参加者の関心をもった質問は、自己像を否定する根拠を豊かに引き出す。この時支援者は、例えば「自分を好きになれないときのあなたの自己像に、100人中何人があなたの考えに同意するか」と聴き、参加者の長所・強みを探しながら、参加者自身が自己像を否定する根拠を多く出せるようにグループ全体で支援する。次いで、「肯定する根拠と否定する根拠のどちらを信じるほうが自分にとって楽であるか」を問いかける。ほとんどの場合、自己像を否定する根拠を信じるほうが楽であることに気づく。その気づきを得た後に、その自己像を肯定する根拠にこだわることの利点とこだわらないことの利点、その自己像を否定する根拠を信じることの利点と信じないことの利点を考える。その自己像を肯定する根拠にこだわらないことの利点とその自己像を否定する根拠を信じることの利点が大きいことに気づいた場合、その自己像を採用しないという選択がしやすくなる。

③観察：認知の誤りと根拠の検証後の自己像に対する確信度を確認する

自己像を否定する根拠をたくさん出すことによって、参加者は否定的な自己像が認知の偏りによって形成されているかもしれないと気づき、自己像の修復へと導きやすくなる。

根拠の検証後、その自己像への確信度を％で記録しておく。

④観察：能力・自信リストと資源・社会関係・役割リストの作成

今度は目を転じて、「私の能力・自信リスト」と「私がもつ資源・社会関係・役割リスト」を作成する。「私の能力・自信リスト」には、自分にある能力、自信、才能、力量、実力、スキル、知識、素質、影響力など、自分の強みを可能な限りたくさんリストアップする。

　「私がもつ資源・社会関係・役割リスト」には、私の所有物やサービス、意味のある関係をもてる人、自分を生かせるチャンスをリストアップする。これらの作成により自分自身と自分のもつ環境を多角的に捉えることが可能になる。また、リストアップしたものを参加者に発表し、グループ参加者から見た事例提供者の「私の能力・自信リスト」に追加してもらう。

　他者による「私の能力・自信リスト」への追加は、自己評価を大きく変え自尊心が膨らむ確かな契機となる。つまり、参加者はここで他者から認められ褒められる体験をし、仲間集団からの自分に対する肯定的な評価が、自分への評価の形成に影響を及ぼす。

　この段階になると、これまで自己の否定的側面にしか向かなかった意識は、自己の肯定的側面に向き肯定的なエネルギーに変わり始め、プログラム全体に活気が出る。

⑤整理とバランス回復：自己像の再構成（否定的な自己像をはね返す考えを出す）

　再度、「否定的な自己像に対する根拠の検証用ワークシート」に戻り、スキーマ（心のクセ）、自己像を否定する根拠と肯定する根拠、肯定する根拠にこだわることの利点とこだわらないことの利点、否定する根拠を信じることの利点と信じないことの利点、能力・自信リスト、資源・社会関係・役割リストなど自分と環境を広く全体的に眺め、整理する。

　その後、「否定的な自己像に対する根拠の検証用ワークシート」の自分を好きになれないときの自己像をはね返す考えを出す。例えば、自分を好きになれないときの自己像が事実ならこの考えに同意しない人は自分のことを何というだろう、親しい人が同じことで悩んでいたら何とアドバイスするか、親しい人は何とアドバイスをしてくれるか、自分だけの力でどうしようもないところで自分を責めていないか、など多角的に自分を捉える。

　ここでも、他の参加者からの質問やブレインストーミングにより多様な幅広い考え方が出されることで、自分を好きになれないときの自己像（スキーマ）は偏った自己像であり、自分にはこれまで気づかなかった素敵な側面があることに気づいていく。

　これまでネガティブな局面を見ることに囚われていた参加者は、自分を好きになれないときの自己像をはね返す考えを出し自分のポジティブな局面を見ることを体験し、表情は晴れやかになっていく。この変化は事例提供者に止まらず、グループ・ダイナミクスの影響で他の参加者も同様に変化し、良い表情になっていく。

⑥バランス回復：自己像の再構成

　次いで、「ありのままの自分を受け入れよう」シートに、「私は〜のような特徴をもつ人間でもあるが、〜のような特徴をもつ人間でもある」「自分の好きなところは〜である」と、正当で肯定的側面を含む自己像を可能な限り多く書く。つまり、自分の偏った自己像を否定する必要はなく、また肯定的な自己像だけを肯定する必要もなく、どれも自分の自己像の一部であるとあるがまま見ておき、気づいておく。

　さらに、シートに記入した内容を発表し、バランスのとれた自己像を取り入れることをグループ全員で承認・支持し支援する。

　以上の経過の中で、参加者は自分の肯定的な側面に光を当てることが可能となり、正当でバランスのとれた自己像を取り戻していく。参加者の多くは肯定的エネルギーを放つようになり、その肯定的エネルギーがさらに他の参加者に肯定的な影響を与える。肯定的なエネルギーの伝染である。

　自尊心は、自分自身に関するすべての事柄についての情報の評価であり、できた自分への評価に

対する感情（好き－嫌い、尊敬できる－尊敬できない）であった。したがって、人は自分自身に関する事柄についての情報やその評価を変えることで、自分についての感情を変えることができる。自分自身への評価を変える方法として、他者から正当で肯定的な評価を受けることで自分に対する評価は変更する。とりわけ、グループ参加者から受ける肯定的評価は自尊心の回復に役立っている。また、人は受け身ではなく能動的に考え行動する主体的な存在であり、役割やさまざまな経験の意味を自分自身に問い、その過程で自らが自分への評価の形成を行う。支援者と参加者は、ソクラテス式質問法を用いながら参加者に関心をもって質問する。この参加者への関心と質問が、参加者自身による役割と経験の意味の探索に役立ち、その探索過程で参加者は自分への肯定的評価を徐々に受け入れるようになっていく。

⑦否定的な自己像が活性化したときのための対処法シートの作成

　最後に、「否定的な自己像が活性化したときのための対処法シート」を作成する。これは、自分を好きになれない状況、自分を尊敬できない状況が起きたときに、否定的なスキーマが活性化し思考の悪循環に入ることを阻止することが狙いであり、対処法を意図的に使えるように予めたくさん用意しておく。

　人は、本当に悪循環に入ってしまったとき、元気なときには自然に浮かんだ対処方法も思い浮かばないものである。したがって、書いておくことは大切である。書き出した、「否定的な自己像が活性化したときのための対処法シート」も他の参加者に発表する。他の参加者が発表した対処法で自分にも使えそうなものは取り入れる。作成した「私の能力・自信リスト」と、「否定的な自己像が活性化したときのための対処法シート」は、家の中のよく見える場所に貼り、いつでも自己確認できるようにする。

(4)　行動療法の系列

　行動療法の系列は、行動活性化、リラクセーションと楽しむ能力ならびに問題解決技法を身につけ実行できることをめざす。行動療法として、リラクセーションと楽しむことを実践する理由は、参加者は困難な経験の中で緊張でいっぱいの日常生活を送り、楽しむことを忘れ、感情を抑圧している人が多いためである。具体的なプログラムの内容は、呼吸法、笑いヨガ、筋弛緩法、タッチング、レクリエーション活動、行動活性化、問題解決技法、上手な主張の仕方などをロールプレイ（行動リハーサル）を用いて練習する。

①呼吸法

　呼吸法は腹式呼吸で呼気を十分に行うようにし、丹田に意識を向け呼吸に伴う腹部の動きに気づき、腹部が動く感覚をそのまま感じておく。雑念、感情、五感に巻き込まれたら、その都度、呼吸の感覚に戻る。波のように浮かんでは消え、消えては浮かぶ考えをそのまま観照することで、囚われていた雑念、感情、五感はただの出来事となり、囚われていたものから自由になる。腹式呼吸による横隔膜や肺の規則的な動きは、腹部内の迷走神経を静かに刺激し、それにより副交感神経機能を促進させリラックス効果も得られる。

　呼吸法を行うにあたり姿勢は重要である。正座でも椅子でもよいが、座禅をするときのように体の力を抜き背中をピンと伸ばして座る。背中の抗重力筋は、神経伝達物質の一つであるセロトニンの代謝と関係があり、背中の神経の刺激はセロトニンの放出を刺激するといわれ、頭がスッキリと

し気持ちも安定する。

　プログラムでは5分程度の呼吸法を実践しているが、練習を重ねるごとに、雑念が出ても呼吸に伴う腹部の感覚に戻れ、「いま、ここ」に集中できる。「いま、ここ」に集中できることは思考の流れを止めることである。短時間であっても頭の中が空っぽになり「無」の心境になり、至福感を味わうこともある。呼吸法の行動療法は、日常的に取り入れることを推奨する。

②笑いヨガ

　笑いヨガは、マダン・カタリアが創案した笑いのエクササイズとヨガの呼吸法を組み合わせた技法を用いる。笑うことで体に酸素が大量に入り血流が良くなり、その結果、脳が活性化するとともに自律神経のバランスを交感神経優位から副交感神経優位へと変化させる。

　笑いは心のモヤモヤを吐き出し、副交感神経を刺激しその働きを高めることで多彩な健康効果を生み出す。その効用として、ストレスホルモン（コルチゾール）を低下させることによる緊張した心身のリラックス作用、血糖値の降下作用やがんを攻撃するNK細胞の活性作用が知られている。また、脳から幸福ホルモンであるエンドルフィンの分泌が促進され幸福感が高まり、その結果、小さな悩みや不安がなくなるとされる（高柳、2009）。

　笑いヨガ実施後の参加者の表情はスッキリとし表情も行動も自然体になり、体も温かくなり、またコミュニケーションも豊かになり、このような変化から笑いヨガの効果は大きいと考えられる。

③レクリエーション活動

　レクリエーションの概念は、時代背景との関連で発展してきた。労働が価値の源泉であった時代において、余暇が許されるのはよりよく働くための休養としてであり、レクリエーションは労働力を再創造するための元気回復「re（再び）・create（つくる）」をめざす活動であった。つまり、レクリエーションは「労働のため、集団型、気晴らし中心」であった。しかし、心の豊かさ、すなわち生き方の質を追求する現代のレクリエーションは、「人生のため、個人を基盤にする、自己開発、社会参加に向けて」といったイメージである。

　また、レクリエーションは抽象的な概念であり、レクリエーション活動とは、目指すものを実現させるための活動そのものである。活動の場は、コミュニティーと保健・福祉に大別できる。したがって、看護がめざすレクリエーション活動とは何かを明確にしておく必要がある。

　看護理論家であるヘンダーソンは、基本的看護の構成因子14項目の一つとして、「遊び、あるいはいろいろなレクリエーション活動に参加する」と明示し、以下のように記す。

　「病気はたいていの場合、変化や気分転換、慰安、レクリエーション等の機会をその犠牲として奪いさる。多くは、患者がレクリエーションのできるような状況をまわりの健康人が提供してあげないために、そのようなことになるのである。患者はあらゆる楽しみから遠ざけられている。ほとんどの看護師は、一日のうち何時間かを、患者が何か生き生きさせられるようなことに気を奪われて過ごせるよう手助けしてきている。」つまり、レクリエーション活動は、看護実践において日常的に用いる看護技術として位置づけられる。

　以上から、看護職が支援するレクリエーション活動とは、日頃、楽しむことや笑いから遠ざかった生活を送りがちな参加者にとって日常生活に近いところに存在し、一日のうちの何分かを、参加者が何か生き生きさせられるようなことに気を奪われて過ごせるように手助けをするものである。例えば、参加者と一緒に折り紙を用いて物入れを作り、その作った物入れを本人が日々のおやつ入

れとして愛用したり、あるいは参加者全員でゲームをしたり歌を歌ったり、ストレッチをしたり、時にはティータイムをもつなどである。このような活動は、看護師により状況が用意され、参加者の生活が助けられるものである。

　レクリエーション活動の効用について、心理学と脳科学研究から論じることができる。

　レクリエーション活動の心理学的な効用として、成人のレクリエーション活動は、子ども時代と同様に喜びを伴いながらも、他方でストレスや欲求不満の解消といった機能を有する。レクリエーション活動を通して欲求不満を象徴的に解決している。例えば、スポーツは最も身近なストレス解消法である。レクリエーション活動において、子どもも大人も創造的になることができ、創造的である中で「私は、存在する」「私は、私自身である」と感じることが可能となり、自分が統一した状態になる。つまり、人は遊びという創造的な場で自己の存在を確立する。

　メンタルヘルスに問題をもつ人は、楽しめない気質をもち遊ぶことが得意でない人が多い。一般に、彼らは生真面目でユーモアを解しにくく、引っ込み思案であり、みんなと一緒に遊ぶのが苦手であるといった特徴をもつ。そのような人に対し、レクリエーション活動がもつ自由性がほどよい退行を生じさせるとともに、言語を用いない感情表現が心理療法の効果を生み出すために、一緒に楽しむことを通して、自己の存在を確立する支援を行う。

　このように、レクリエーション活動は、精神の健康にとって重要な位置を占めるといえるだろう。

　一方、脳科学研究から見たレクリエーション活動の効用として、レクリエーション活動は自由であり、夢中や集中している状態を引き起こし、気持ちよさや満足感を与える。

　この快情動は、快感や幸福感をもたらすホルモンであるドーパミンが脳内を走っているために引き起こされることが、最近の脳科学研究により明らかにされている。ドーパミン神経の主な起始核は、黒質（A9）と腹側被蓋野（A10）であり、黒質からは線条体に、腹側被蓋野からは側坐核や前頭皮質に神経線維が投射している。A10神経のドーパミン放出を引き起こすことでドーパミン信号を増強し、コカインはA10神経の終末でドーパミンの再取り込みを阻害することでこの終末でのドーパミン信号を増強し、それぞれ快を発現させると考えられている。

　ドーパミンシステムと同様に、オピオイドシステムも快情動の発現に重要であることが明らかにされている。これはオピオイド（モルヒネと類似した作用をもつ物質の総称であり、ヘロイン、コデイン、エンドルフィン）が腹側被蓋野のドーパミンニューロンを抑制しているGABAニューロンを抑制するために、脱抑制によりドーパミンニューロンが活性化するというものである。

　運動による効果を検証した研究において、快適自己ベース運動の中から走運動を実施した群は、走運動を実施後に、カテコールアミン3分面濃度が有意に上昇し（対照群は変化なし）、気分調査表であるProfile of Mood States（POMS）の抑うつ−落ち込み得点が低下し、活気得点と快感情得点が上昇したことを報告している。これは、レクリエーション活動がドーパミンの放出を促し、その結果、人に快感や幸福感を引き起こすことを示すものである。

　レクリエーション活動の効用に関する実証研究では、不安の低下、リラックス効果、well-being及びQuality of lifeの向上、社会性の向上、自尊心の向上、怒りの処理、自己効力感の向上など、種々の側面から報告されている。

④問題解決技法を用いたロールプレイ

　問題解決技法では、実際に困った問題をもつ参加者から事例提供者を募集する。問題解決ワークシートを用い、問題に取り組める心の準備をする、取り組む問題を設定する、解決策の案出、解決策の決定、行動計画の立案と行動リハーサル、解決策の実行と評価のプロセスで進める。事例提供者が中心となり、問題の明確化、取り組む課題の設定、解決策の決定、行動計画の立案、ロールプレイ（行動リハーサル）を行い、参加者全員で解決策の生み出し、解決策の検討を行う。

⑤筋弛緩法

　人はストレスを感じると無意識に骨格筋を緊張させる。筋緊張により筋紡錘が興奮し、その興奮が求心路を通り、脳幹網様体を興奮させる。毛様体系の興奮は、視床・視床下部を経て交感神経を亢進させ心臓の興奮や横隔膜の緊張を引き起こす。さらに興奮は、辺縁系を通り大脳皮質を興奮させる。大脳の興奮は、身体反応としてフィードバックされるので緊張の悪循環経路ができあがり、常に緊張状態や興奮状態が続く。この緊張の悪循環経路を遮断するのがリラクセーション法の一つである筋弛緩法である。

　筋弛緩法のポイントはいくつかある。最初から力を抜いた状態を作るのではなく、一度力を入れた後でその力を抜く。つまり、惰性・はずみ状態を利用して筋弛緩状態を得る。また、一気に力を抜き、一気に力を入れる。ゆっくりした動きで筋肉を弛緩すると緊張状態を継続させる。一気に力を入れるが力を入れ過ぎず、60〜70％程度の力を入れ、その後一気に力を抜く。力を抜いたとき、体の感覚に意識を集中し心地よさを感じることが重要である。最初から完璧にできなくてもよいが規則的に継続することが大切である。また、身体的に問題があれば、緊張を加えることで痛みや不快感が出る場合があるため既往歴の確認は欠かせない。

⑥タッチング

　タッチングとは、手を添えることである。手を添えることで人の体を今より少し楽にし、その人が持つ治癒力を引き出す。タッチングは、相手に強要するものではなく、する側もされる側も心地よいものでなければならない。したがって、性別、年齢、状況などを判断して実施の有無を決定する必要がある。

　タッチングの効果として、強いストレス状況下にある人の手を取ると、気遣いが伝わり安心感を醸し出すことがわかっている。また、タッチングを受けた人の唾液中のストレスホルモン（コルチゾール）が減少、心拍数の低下、脳波で傾眠傾向が認められリラックス状態になることが報告されている。一方で、タッチングをした人も穏やかな心地よい気分になり、リラックス状態になる。

　方法のポイントは、触れている手に相手を思いやる気持ちを集中させて行い、最後までその意識を集中させること、双方が心地よい状態でタッチングを経験することである。

⑦行動活性化

　認知モデルを思い出してほしい。気分は出来事に直接影響されず、ものごとの捉え方に影響される。つまり、気分を直接的に改善させることはできないので、思考や行動から気分に働きかける。したがって、行動的アプローチである行動活性化を実際に行うことは意義がある。

　気分の落ち込み状態が持続すると自己効力感が低下しやすい。それに伴い活動が低下し、喜びや達成感も低下する。するとさらに活動が低下するといった悪循環に入りやすくなる。そこで、活動することを通して気分の落ち込みをコントロールする。つまり、やる気が起きるまで活動をしない

のではなく、活動することでやる気を呼び戻すわけである。気分に関わらず取り敢えず動いてみる、動くと気分が変わるか調べてみようというわけである。そして行動することで得られる健康（適応）行動（元気なときの行動で、楽しいや達成感がある行動）を増やし気分を改善し、回避行動（気分の落ち込みなど症状と関連がある行動）を減らす。気分が改善すれば認知も変わり、否定的思考の悪循環から脱出しやすくなる。

　健康（適応）行動を増やし回避行動を減らすために週間活動記録表を使う。人の行動の多くは自動処理をされ無意識的である。したがって、行動とそのときの気分を表に記入し可視化しないと、健康（適応）行動を増やすことはなかなか困難である。日常生活では行動とそのときの気分に気づきにくいため、記録しデータとして収集する態度が必要となる。記録したデータから、行動によって気分が変化することが腑に落ちれば、意識的に健康（適応）行動を選ぶことが可能になる。選んだ健康（適応）行動の中から具体的な行動計画を立てるが、その際、8〜9割達成できそうな行動について具体的行動レベルまで落とし込み計画を立てる。そして、計画した行動を実験的に実行し、回避行動から健康（適応）行動へと変えていく。

⑧上手な主張の仕方

　日常の対人関係の中で上手に主張することはとても大切である。日本人は以心伝心や相手の気持ちを読み取ることに美徳をおきがちである。しかし、人は自分という宇宙に自分だけが住んでいるのであり、人の数だけ宇宙がある。つまり、完全に自分を理解してくれる他者などどこにもいない。それでも相互理解をめざして言葉や態度で接近する。接近において、上手な主張の仕方としてアサーションがある。アサーションとは、相手のことも自分のことも思いやりながら、自分の言いたいことを伝える方法である。この方法を身につけると随分と生きづらさが軽くなる。

●プログラムの準備と運営について

　準備について、プログラムに参加することで生じるメリットと努力を要する点を記載した案内文書を作成し、参加希望者を募集する。希望者にプログラム内容を説明し、参加に合意を得たら参加者リストに署名してもらう。プログラムを実施する一室が必要である。笑いヨガやレクリエーション活動は屋外で行うほうが効果的な場合もあるため、木などの自然がある空間が近くにあれば幸運である。参加者は、自分の観察と整理とバランス回復のために本ワークブックに記入する。したがって、筆記用具の準備が必要である。

　すべてのプログラムで作成した参加者の記録と使用した資料は残し、いつでも復習できるようにしておくことが大切である。また、各自にノートを準備してもらい、ホームワークやセッションでの学び、時には日常生活で感じたり考えたことなどを自由に書くようにする。そうすることで悪循環に入りそうなとき、自分が書いた記録が悪循環に入ることにストップをかけてくれる。ホームワークは大切である。理由は、セッションの時間だけ認知行動療法に集中するのではなく日常生活の中で認知行動療法を実践できるようにするためである。ホワイトボードがあればさらに良い。和室で呼吸法を行う場合、座布団が必要である。

　運営について、筆者は次のようにしている。グループの大きさは、5名程度の参加者と1〜2名の支援者である。毎回90分の1〜2週間ごとに行う定期的な全プログラムへの参加は、基本的に自由意思である。しかし、目的を達成するために毎回の参加を推奨することが望ましい。参加者は

プログラムの体験により、過去の記憶や感情、新たに多彩な感情が生まれるため、毎回のプログラム終了後、必要に応じ個人的に話を聴くなどのクールダウンが必要である。特に、認知再構成のセッションにおいて、他の参加者の悩みを聞いた人は、自分も過去の出来事を思い出ししんどくなる場合がある。ゆえに、その日のセッションは、終了前にレクリエーションなど楽しいことを経験することが必要である。また、気分的にきつくなった場合、プログラム運営をしている支援者が十分に話を聴きサポートする。

●プログラムの効果について

　地域で生活をしている41名の精神障害者を対象に、12回のセッションからなる「看護師主導による自尊心回復グループ認知行動療法」を行い、その効果を1群事前テスト・事後テストで調査した。

　交絡要因としての精神神経病用薬1日服用量と社会資源サービス利用件数は測定時点で差がないことを確認した上で、プログラム介入前後の各変数の差を検討した。

　結果、測定した全項目（主観的指標と客観的指標）において、プログラム終了直後と終了3か月後に改善した。特に自尊心、心の健康度の下位尺度である「自信」と「精神的なコントロール感」、精神症状は、プログラム終了3月後も改善した状態が維持された（Kunikata et al., 2016a）。加えて、プログラム参加に伴う体験を質的帰納的に分析した。その結果、プログラム参加で、自分と向き合う〈苦しみ〉を体験しながらも〈グループ活動の有用性〉に支えながら、〈自分に関する理解の促進〉を得てメタ認知を強化することで、症状を〈手放す〉とともに、肯定的な認識を〈取り入れる〉体験をした。さらに、プログラムで学んだ技術の〈日常での活用〉を体験した（國方、2013）。質的研究結果は、量的研究で得たアウトカム指標の変化を説明するものであった。

　また、地域で生活をしている精神障害者41名を「看護師主導による自尊心回復グループ認知行動療法」と薬物療法と精神療法を受ける実験群とし、21名を薬物療法と精神療法を受ける対照群として非無作為化比較試験を行った。交絡要因としての精神神経病用薬1日服用量と社会資源サービス利用件数は測定時点で差がないことを確認した上で分析した結果、実験群は次の効果を得た。介入終了直後（T1）、介入後3か月（T2）、介入後12か月（T3）の自尊心は介入前に比較して有意に高得点であった。気分と認知のバイアスは介入後3か月まで改善効果を維持できた。心の健康度の下位尺度である「精神的なコントロール感」は介入後12か月でも低下せず、「自信」は介入後3か月まで有意な高得点を維持できた。介入終了直後、介入後3か月、介入後12か月の精神症状は介入前に比較して有意な低得点であり、精神症状は改善していた。また、自尊心と「精神的なコントロール感」の平均値と標準誤差は介入後12か月まで増加した。群内での自尊心の変動傾向と群間の差の検討結果から、本プログラムは自尊心回復に比較的長期の効果を有する可能性があることが示唆された。気分と認知のバイアスへの効果は、介入後3か月がターニングポイントであることからプログラム終了3か月後の定期的介入が必要であるかもしれない（Kunikata et al., 2016b）。

　他方で、「看護師主導による自尊心回復グループ認知行動療法」に参加した地域で生活する精神障害者10名にインタビューを行い自己概念の変容過程を質的帰納的に分析した。結果、《自己の殻からの心の孵化》をコアカテゴリーとする8カテゴリーが抽出された。発病後に知覚されていた

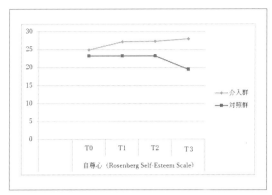

自尊心（Rosenberg Self-Esteem Scale）

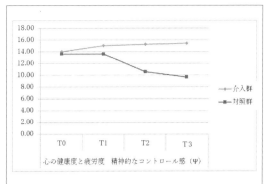

心の健康度と疲労度　精神的なコントロール感（Ψ）

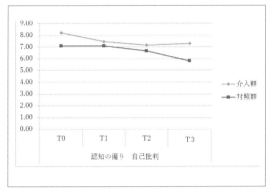

認知の偏り　自己批判

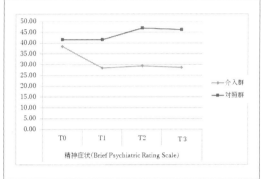

精神症状（Brief Psychiatric Rating Scale）

　【渦の中での停まり】【価値のない自分】は、【理解者による緊張緩和】を経て、【生活習慣への自負】【人に煩わされない感覚】へと変化していた。そして【新生した自分】の実感が、現在の【充実した生の体感】を導き、未来の自己に向かい【理想像の描写】を見出していた。発症後の否定的な自己概念は、理解者との出会いを契機に肯定的に変容していたことから、同じ体験を有する当事者や疾患を解する人々による安心できる雰囲気のなかで、ありのままの自己を語り、受け入れられる場の重要性が示された（渡邉・國方、2014）。

　これらプログラムの効果測定には無作為化比較試験を用いていない限界がある。しかし、安心できる空間でプログラムを提供することは、自尊心の回復、精神的なコントロール感や自信の回復、気分や認知のバイアスや精神症状を改善させる可能性があるといえよう。

　次の段階として、本プログラムを従来治療に追加することが、自尊心などのアウトカム指標の改善と直接医療費（保険者視点）の削減につながるか検討した。直接医療費の削減を調べたのは以下の理由による。

　メンタルヘルスの問題を持つ人は増加の一途で、それに伴い医療費も増額している。欧米諸国では、費用対効果に関するエビデンスが臨床上あるいは医療政策上の意思決定に活用され、認知行動療法についての経済効果検証が進んでいる。日本では、2010年度から認知行動療法の保険適用が開始し、看護師や心理士も実践し臨床での認知行動療法の実践は拡大している。しかし、認知行動療法に対する医療経済評価は十分とは言えず、今後、日本においても臨床上あるいは医療政策上の意思決定のために、認知行動療法に対する医療経済評価研究の蓄積は喫緊の課題であると考えた。特に、看護師は集団での介入が多いことから、集団認知行動療法の医療経済評価を進めることが必要であると考えた。ここでの研究デザインは、単群前後試験である。臨床評価指標

は、介入前（T０）、介入中間点（T１）、終了直後（T２）、終了３か月後（T３）に、直接医療費は、介入前３か月間（A０）、終了後３か月間（A１）、終了後４〜６か月間（A２）、終了後７〜９か月間（A３）を調べた。評価項目は、プライマリーアウトカムとして自尊心（Rosenberg Self-Esteem Scale）、セカンダリーアウトカムとして気分（Profile of Mood States）、認知の偏り（Cognitive Bias）、QOL（EQ5D5L）、機能（The Global Assessment of Functioning）、直接医療費（診療料金、処方箋料、通院精神療法など10項目）である。交絡要因としての精神神経病用薬１日服用量と社会資源サービス利用件数について、３時点間の差がないことを確認後、評価項目ごとに線型混合モデル分析を行った。サンプルサイズは、先行研究の効果量が0.38であったことから、効果量を0.35、検出力を0.85、有意水準を５％、脱落率を考慮し必要なサンプルサイズは50名とした。効果量指標はCohens'dとし、0.8以上を大、0.5以上を中、0.2以上を小とした。これまでの介入研究の対象者は統合失調症を有する方が多かったが、ここではストレス因関連障害群と抑うつ障害群や不安障害を有する外来患者さんが76％を占めた。プログラム実施中に９名の脱落があり、研究全期間の参加率は78.9％であった。51名でのデータ分析の結果、等価換算した薬物（抗精神病薬はChlorpromazine、抗うつ薬はImipramine hydrochloride、抗不安薬はDiazepam）について、抗不安薬は、終了直後（T２）と終了３か月後（T３）で有意に減少した。自尊心は、終了直後（T２）、終了３か月後（T３）に有意に高得点となり、効果量は小〜中であった。終了３か月後（T３）の自尊心は、終了直後よりさらに高得点であった。気分について、「緊張－不安」「抑うつ－落ち込み」「怒り－敵意」「疲労」は有意に低下し、活気が有意に上昇した。認知の偏りについて、「先読み」「べき思考」「深読み」「自己批判」「白黒思考」など全ての認知バイアスは有意に改善し、中の効果があった。QOLとしてEQ5D5Lを測定した。これは健康関連QOLの一つで、効用値は費用対効果分析を行うときに必要な指標とされる。EQ5D5Lは時間経過とともに有意に高得点となった。機能の全体的評価（医師による測定）も時間経過とともに高得点となり大の効果量であった。直接医療費について、終了後４〜６か月間（A２）と７〜９か月間（A３）の直接医療費は有意に低額であった。10項目のうち低額になったのは、診療料金、処方箋料、通院精神療法、病理検査料であった。直接医療費の差額を51名で除すると、一名につき約500円減額した。本研究結果から、自尊心回復グループ認知行動療法は、自尊心、気分や認知の偏り、QOL、機能を改善するといえる。プログラム介入により、「不安－緊張」が下がったり認知の偏りが改善したことで、抗不安薬の量が減少した可能性がある。臨床評価指標の改善が直接医療費の減額をもたらした可能性もある。すなわち、看護師が実践する自尊心回復グループ認知行動は、臨床症状の改善に止まらず直接医療費を削減する可能性があることが示唆された（Kunikata et al.,、2020）。

　プログラム介入の効果研究において、非無作為化比較試験の対象者は６割が中国地方に住む統合失調症を有する人で、未婚と無職が７割、入院歴有が３割であった。一方、単群前後試験の対象者は７割が四国地方に住むストレス因関連障害群や抑うつ障害群や不安障害を有する人であり、未婚と無職が５割、入院歴無が75％であった。このことから、対象者の属性と臨床症状の違いに関わらず、プログラムは自尊心回復を促す可能性を有すると考える。

　また、本プログラムを受けた24名の18か月後の行動を質的に分析した。結果は、認知の「べき思考」「思い込み」「自己批判」「白黒思考」など認知バイアスが改善し、「対人交流範囲の拡大」に

繋がり、「対人交流範囲の拡大」は自尊心の回復をもたらせた。回復した自尊心により「仕事の拡大」や「社会生活における新たな役割の獲得」「新たな行動の開始」を生み出し、行動変容をもたらしていた（森・國方、2019）。

参考文献

1) Bandura A.：Self-efficacy in changing societies. Cambridge University Press, 1995.／激動社会の中の自己効力，1-41，本明寛監訳，金子書房，東京，1997.

2) Berge M., Ranney M.：Self-Esteem and stigma among persons with schizophrenia：Implications for mental health. Care Management Journals 6 (3), 139-144, 2005.

3) David K. et al.: The case study guide to cognitive behavior therapy of psychosis. John Wiley & Sons, Ltd., USA, 2002.／原田誠一監訳，症例から学ぶ統合失調症の認知行動療法. 日本評論社，東京，2007.

4) Deegan P.E.：Recovery：The Lived Experience of Rehabilitation, Psychosocial Rehabilitation Journal 11 (4), 11-19, 1988.

5) Drake R.J., Pickles A., Bentall R.P., et al.：The evolution of insight, paranoia and depression during early schizophrenia. Psychological Medicine 34 (2), 285-292, 2004.

6) Fialko L., Freeman D., Bebbington P.E., at al.：Understanding suicidal ideation in psychosis：Findings from the psychological prevention of relapse in psychosis (PRP) trial. Acta Psychiatrica Scandinavica 114 (3), 177-186, 2006.

7) Freeman S.M. et al.：Cognitive Behavior therapy in nursing practice. Springer Publishing Company, New York, 2005.

8) Hayes S.C. et al.：Get out of your mind & into your life：the new acceptance & commitment therapy. New Harbinger Publications, Oakland, 2005／ACT（アクセプタンス＆コミットメントセラピー）をはじめる，武藤崇ら訳，星和書店，東京，2010.

9) Humphreys L., Barrowclough C.：Attributional style, defensive functioning and persecutory delusions：Symptom-specific or general coping strategy?. The British Journal of Clinical Psychology 45 (pt2), 231-246, 2006.

10) Jarrett R.B., Kraft D., Doyle J. et al.：Preventing recurrent depression using cognitive therapy with and without a continuation phase：a randomized clinical trial. Arch Gen Psychiatry 58 (4), 381-388, 2001.

11) Katschnig H. et al.：Quality of life in mental disorders. 165-178, John Wiley & Sons, New York, 1997.

12) Kunikata, H., Yoshinaga, N., Yoshimura, K., et al.: Clinical and cost-effectiveness of nurse-led cognitive behavioral group therapy for recovery of self-esteem among individuals with mental disorders: A single-group pre-post study. Japan Journal of

Nursing Science. 2 June, DOI: 10.1111/jjns.12371, 2020.

13) Kunikata H., Yoshinaga N., Shiraishi Y. et al. : Nurse-led cognitive-behavioral group therapy for recovery of self-esteem in patients with mental disorders : A pilot study. Japan Academy of Nursing Science 13 (3), 355-364, 2016a.

14) Kunikata H., Yoshinaga N. Nakajima K. : Effect of cognitive behavioral group therapy for recovery of self-esteem on community-living individuals with mental illness : Non-randomized controlled trial. Psychiatry and Clinical Neurosciences 70 (10), 457-468, 2016b.

15) Pope A.W., et al. : Self-esteem enhancement with children and adolescents. Pergamon Press, New York, 1988./高山巌監訳，自尊心の発達と認知行動療法－子どもの自信・自立・自主性をたかめる－．1-8，新協印刷，東京，2006.

16) Rapp A. C., Goscha J. R. : The strengths Model. Oxford University Press, 2006/ストレングスモデル，田中英樹監訳，金剛出版，東京，2008.

17) Ritsner M., Gibel A.,Ratner Y. : Determinants of changes in perceived quality of life in the course of schizophrenia. Quality of Life Research 15 (3), 515-526, 2006.

18) Ritsner M. : Predicting changes in domain-specific quality of life of schizophrenia patients. The Journal of Nervous and Mental Disease 191 (5), 287-294, 2003a.

19) Ritsner M. : The attribution of somatization in schizophrenia patients : A naturalistic follow-up study. The Journal of Clinical Psychiatry 64 (11), 1370-1378, 2003b.

20) Roe D. : A prospective study on the relationship between self-esteem and functioning during the first year after being hospitalized for psychosis. The Journal of Nervous and Mental Disease, 191 (1), 45-49, 2003.

21) Rosenberg M. : Society and the adolescent self-Image. 16-36, NJ : Princeton University Press, Princeton, 1965.

22) Smith B., Fowler D.G., Freeman D., et al. : Emotion and psychosis : Links between depression, self-esteem, negative schematic beliefs and delusions and hallucinations. Schizophrenia Research 86 (1-3), 181-188, 2006.

23) Tarrier N., Haddock G., Lewis S., et al. : Suicide behaviour over 18 months in recent onset schizophrenic patients : The effects of CBT. Schizophrenia Research 83 (1), 15-27, 2006.

24) Tarrier N., Barrowclough C., Andrews B., et al. : Risk of non-fatal suicide ideation and behaviour in recent onset schizophrenia. Social Psychiatry and Psychiatric Epidemiology 39 (11), 927-937, 2004.

25) Watson P.W.B., Garety P.A., Weinman J., et al. : Emotional dysfunction in schizophrenia spectrum psychosis : The role of illness perceptions. Psychological Medicine 36 (6), 761-770, 2006.

26) World Psychiatric Association (WPA)：Schizophrenia-open the door-, 2002／ここ ろの扉を開く－統合失調症の正しい知識と偏見克服プログラム－，101-134，社団法人日 本精神神経学会監訳，医学書院，東京，2002.

27) Wright J.H., et al.：Learning Cognitive-Behavior Therapy-An Illustrated Guide. American Psychiatric Publishing, 2006／認知行動療法トレーニングブック，大野裕 訳，医学書院，東京，2007.

28) 朝野聡，野原忠博，加藤英世，他：セルフエスティームと保健行動に関する国際比較調査， 杏林医学会雑誌 31（2），288-289，2000.

29) 遠藤辰夫ら（編）：セルフ・エスティームの心理学．8-88，ナカニシヤ出版，京都， 2001.

30) 國方弘子，本田圭子：病気体験を社会に語る精神障害者当事者グループの自己概念．日本看 護研究学会雑誌 32（2），45-53，2009.

31) 國方弘子，渡邉久美：慢性統合失調症患者の Quality of life を予測する要因－領域別 WHOQOL 短縮版への影響．日本看護科学会誌 27（1）：44-53，2007.

32) 國方弘子：地域で生活する精神障がい者に対する『自尊心回復グループ認知行動看護療法プ ログラム』実施前後の変化．日本看護研究学会雑誌 36（1），93-102，2013.

33) 國方弘子：精神に病を持つ人の自尊心が低下した時の心身と行動の構造，日本看護科学会誌 30（4），36-45，2010.

34) 國方弘子：統合失調症者の self-esteem に関する研究の動向－ self-esteem の先行要因と 帰結を中心に－．日本精神保健看護学会誌 18（1），80-86，2009.

35) 小山智史，竹尾惠子，田中高政，他：日中看護学生の抑うつとその関連要因に関する国際比 較，佐久大学看護研究雑誌，4（1），29-37，2012.

36) 篠原純子，児玉和紀，迫田勝明，他：脳梗塞発症後の患者の自尊感情と関連要因，日本看護 研究学会雑誌 26（1），111-122，2003.

37) 高柳和江：笑いの医力．西村書店，東京，2009.

38) 久野孝子，舘英津子，小笠原昭彦，他：大学生の性に関する態度と自己同一性および自尊感 情との関連，日本公衆衛生雑誌 49（10），1030-1039，2002.

39) 横山紘一：唯識で読む般若心経－空の実践－．大法輪閣，東京，2009.

40) 渡邉久美，國方弘子：地域生活をおくる精神障害者の自己概念の変容プロセス－自尊心回復 グループ認知行動看護療法プログラム参加者へのインタビューから－．日本看護科学会誌 34，263-271，2014.

41) 森貴弘，國方弘子：自尊心回復グループ認知行動療法が地域で生活する精神障がい者に及ぼ す影響．（社）日本看護研究学会中国・四国地方会第32回学術集会抄録集 72，2019.

付録　ワークシート

問題解決ワークシート

問題の明確化 *困っている問題、抱えている問題を書き出そう。 *関係するものを集め、グループ化しよう。 *どの問題を解決するか一つ決めよう。 *その問題を5W1Hで書こう。			
目標 *現実的な望む結果を書こう。			
解決策の生み出し *たくさんのアイデアを。 *無理だと判断をせず。 *大きな方向性と、達成するための小さな目標を。			
解決策の検討 *長所と短所を書こう。	解決策	長所	短所
解決策の決定 *解決策を一つ選ぼう。			
行動計画 *解決策を具体的なプランに。 　何を、いつから、 　いつまでに、どのように、 　どのくらい 　どうやって *うまくいかない場合は？			
行動の予行演習			
解決策の評価			

本文 p39参照

体験全体をながめるシート

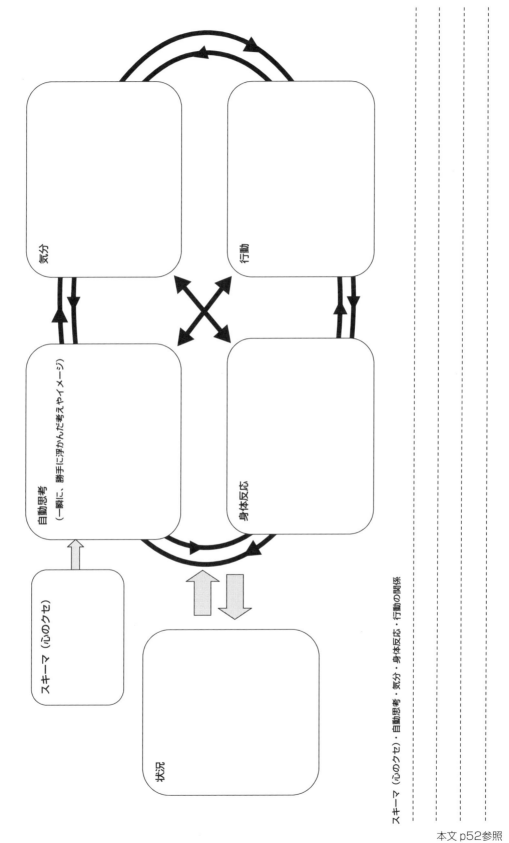

気分

行動

自動思考
(一瞬に、勝手に浮かんだ考えやイメージ)

身体反応

スキーマ (心のクセ)

状況

スキーマ (心のクセ)・自動思考・気分・身体反応・行動の関係

本文 p52参照

バランスのよい考え方を取り入れる認知再構成記録表

①状況	
②気分（％） （検討したい気分に 　○をつける）	＊「～という気分がある（％）」と書く
③自動思考 （○：ホットな自動 　思考）	＊「～という自動思考がある」と書く

④根拠 （事実だけを書き推 　論は書かない）	【自動思考を<ins>肯定する</ins>根拠】	【自動思考を<ins>否定する</ins>根拠】
	（それにこだわる利点）	（それを信じる利点）
	（それにこだわらない利点）	（ それを信じない利点）

⑤認知の偏り	＊「～という認知がある」と書く
⑥自動思考をはね返 　す考え （反証）	
⑦バランスのとれた 　考え	
⑧気分（％）	＊「～という気分がある（％）」と書く

本文 p62参照

私の目標リスト

Ⅰ．自分が進みたい方向・したいことなど願望のリストを作成しましょう。
　　願望は、具体的に目に見える形であること、肯定的な表現であること、多いこと、野心的であること。
　（例：気分が良くなる（×）、気分が良くなり、友人にあいさつをする（○）など）

1．私の願望は、_____である。

2．私の願望は、_____である。

3．私の願望は、_____である。

4．私の願望は、_____である。

5．私の願望は、_____である。

6．私の願望は、_____である。

7．私の願望は、_____である。

8．私の願望は、_____である。

9．私の願望は、_____である。

10．私の願望は、_____である。

11．私の願望は、_____である。

Ⅱ．上に書いた私の目標リストを実現させるためには、自分に対するどのような否定的イメージが邪魔をするだろうか？

1．

2．

3．

4．

5．

本文 p67参照

否定的な自己像に対する根拠の検証用ワークシート

①今回、取り組みたい 自己像を一つ書く （スキーマ：心のクセ）	＊「〜と思っている自分がある」という書き方	
②この自己像を肯定す る根拠 （事実のみで推論はダ メ）		肯定する根拠にこだわることの利点
		肯定する根拠にこだわらないことの利点
③この自己像を否定す る根拠 （なるべく多く事実の み書き出す）		否定する根拠を信じることの利点
		否定する根拠を信じないことの利点
④肯定するときの認知 の偏り	＊「〜という認知がある」という書き方（拡大解釈と過小評価、過剰な一般化、全 か無か、根拠の無視、自己関連づけなど）	
⑤根拠の検証後のこの 自己像に対する確信 度（％）		
⑥この自己像をはね返 す考え		

本文 p76参照

私にある能力・自信リスト

記入例：私にある能力・自信は、私が弱い人に対し優しく接する、という優しい素質をもつことである。

私にある能力・自信は、

◎私が、_____である。

◎私が、_____である。

◎私が、_____である。

◎私が、_____である。

◎私が、_____である。

◎私が、_____である。

◎私が、_____である。

◎私が、_____である。

◎私が、_____である。

◎私が、_____である。

◎私が、_____である。

◎私が、_____である。

◎私が、_____である。

本文 p80参照

私にある資源・社会関係・役割リスト

私にある資源

◎私には、 _____ がある。

◎私には、 _____ がある。

◎私には、 _____ がある。

◎私には、 _____ がある。

◎私には、 _____ がある。

◎私には、 _____ がある。

私にある社会関係

◎私には、 _____ がいる。

◎私には、 _____ がいる。

◎私には、 _____ がいる。

◎私には、 _____ がいる。

◎私には、 _____ がいる。

◎私には、 _____ がある。

私にある役割

◎私には、 _____ がある。

◎私には、 _____ がある。

◎私には、 _____ がある。

◎私には、 _____ がある。

◎私には、 _____ がある。

◎私には、 _____ がある。

本文 p85参照

全体としてのありのままの自分を受け入れよう

バランスの取れた自己像

◎私は、_____ような特徴をもつ。

　しかし、_____ような特徴ももつ人間である。

◎私は、_____ような特徴をもつ。

　しかし、_____ような特徴ももつ人間である。

◎私は、_____ような特徴をもつ。

　しかし、_____ような特徴ももつ人間である。

◎私は、_____ような特徴をもつ。

　しかし、_____ような特徴ももつ人間である。

◎私は、_____ような特徴をもつ。

　しかし、_____ような特徴ももつ人間である。

◎私は、_____ような特徴をもつ。

　しかし、_____ような特徴ももつ人間である。

私の好きなところ

◎私の好きなところは、_____である。

◎私の好きなところは、_____である。

◎私の好きなところは、_____である。

◎私の好きなところは、_____である。

◎私の好きなところは、_____である。

◎私の好きなところは、_____である。

◎私の好きなところは、_____である。

◎私の好きなところは、_____である。

私って、ステキ!!!
私はわたし、それでいい!!!

本文 p91 参照

否定的な自己像が活性化したときのための対処法シート

自分を好きになれない気持ちがわいたとき、

◎ _____ をする。

◎ _____ をする。

◎ _____ をする。

◎ _____ をする。

◎ _____ をする。

◎ _____ をする。

◎ _____ をする。

◎ _____ をする。

◎ _____ をする。

◎ _____ をする。

◎ _____ をする。

◎ _____ をする。

◎ _____ をする。

本文 p95参照

参加者の声

　初めは、自己啓発の意味を含めて参加させていただきました。私としては、自分を見つめ直す良い機会になりました。他の参加者の自分とは違う見方や思いや気持ちが聞けて良かったです。また、自分と同じような悩みを、それぞれが違いながらも抱えている話も聴けました。そういったことで、本当に人として生きているという意味での共感ができたのは良かったと思いました。人は一人では生きられない。心の病にとって最高の薬は人である。一人だけの力ではなく集団というものの力を感じた集まりでした。この集まりでお会いしたみなさん、お世話になりました。　（鈴木　健司）

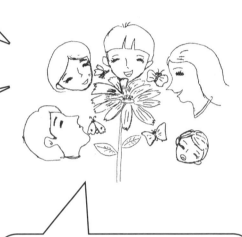

　この認知行動療法から学んだものは、まず行動から運んでいくことでした。グルグル思考から回避できたのも行動からでした。
　こういう行動の発想を生んだのも、認知再構成によるものでした。
　例えば、何か気分的にはまってしまって出ることができないと思っても、ちょっと動く、移動する、場所を変えるだけで、はまっていた気分から出たような気分になる。気分も良くなる。　（三宅紀久恵）

　私たちには、人に良く見られたい、褒めてもらいたいという気持ちがあります。
　それは、自分を肯定する、自分を尊重することにつながります。この会に参加して、その大切さが分かりました。
　私たちは、ともすると、必要以上に自分を悪く思ったり、へりくだったりします。それを客観的に修正できるのが、この会でした。ぐるぐる思考に陥り、自分はダメだと思ったとき、この本は助けになるでしょう。
　苦しみも悲しみも無であり、生きていること自体、実は無なのだと思えば楽になると思います。　（岡田　宗司）

認知行動療法をグループで行うことにより、悩んでも、もがいてもグルグル思考から抜け出せず、悔しさや怒り、自己否定に陥っていた昔の自分と離れることができたと思います。グループで行ったことの利点としては、同じようにグルグル思考から抜け出せない仲間がいるという安心感と、色んな人から見た自分の良いところを言ってもらえたことです。

　自分の長所ですら裏を返せば短所として目に映り、落ち込みやすかったけれど、短所も長所もどちらもあってよいとわかったときに、目からうろこが取れたようでした。切羽詰まった考え方をしていた私は、私らしく生きていていいんだと思いました。不完全な自分でよいという観念をもつことができ、更に自信がついてくるようになりました。診察室で医師と一対一で話をすることも大切ですが、柔軟な考え方ができるようになったのはグループで行った認知行動療法のおかげです。

　また、書き出してみて初めて自分の周囲に存在する人や物の多さに気づきました。あらためて私を支えてくれている人たちやシステムに感謝しています。ノートに書いていく作業は特に苦にならなかったので、私にはぴったり合っていたと思います。図式化することで、事実と混ざり合っていた感情にそれぞれ名前を付けて分けていったこと。これをグループのメンバー全員で考えてくださったことはありがたいことであり、素晴らしいと思います。

　私はこの認知行動療法で得た手法を使い、自分を好きになれなくなったとき、ワークシートに何回も書き込みました。そして、自分の陥りやすい傾向をあぶりだすことができたのです。そのうち、自分で対策が早めに取れるようになりました。

　今度は、次のグループの人にもハッピーになってもらいたいです。　　（米山　晴巳）

　認知行動療法について、私は詳しいことを知らずに参加した。それで、先生に言われるままに自分の思っていることを紙に書いてみた。過去の「振り返り」は、その頃の苦しかった感情が思い出されて少し憂うつになってきた。けれど、グループで行ったことで、自分の気持ちを吐き出しているときに、苦しく憂うつという感情以外に「楽しい」という思いを抱くことができた。楽しいという感情も抱きつつ「心のクセ」が見えたとき、私は何だかすっきりとした気分になった。　　（石丸　千里）

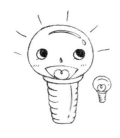

　私が認知行動療法に参加するきっかけになったのは、知人から認知行動療法の本を紹介されて、それを独学でやっているところ、『集団で認知行動療法をしている』ことを知ったからです。

　この会を通して、自分の状況の把握の仕方、書き出しの大切さ、皆でやると自分では見えてないことに気づけることなど、たくさんのことを学びました。自身を客観的に見ることで、以前より落ち着けたと、自身で感じています。そしてこれからも、書き出しや自身の客観視などを続けていきたいと思います。

　この場を借りて、メンバーやきっかけをつくってくださった皆様にお礼申し上げます。

（下林　綾子）

　認知行動療法の話を聞いて、参加してみたいと思いました。自分の経験に似た人の話を聞き、自分に置き換えてみたとき、私は理由があって人を恨んでいたのですが、その気持ちが少し楽になりました。そして少しだけ自分を好きになりました。自分の経験と仲間の経験がとても似ていて、自分の感情のもっていき方を習ったという気がします。感情のコントロールが次第にできるようになり、前みたいに恨むことが少なくなってきました。

　また、自分の長所に目を向け、仲間に自分の長所を言ってもらったとき、救ってもらった感じがしました。その後は、過去を思い出すことがあっても立ち直ることができ、良かったと思います。

「これから」というときには、深呼吸をしたり、呼吸法は健康を取り戻すことにつながりました。認知行動療法をしてから働くことができるようになり、今は将来の夢ももっています。自分の生活が少し楽しくできるようになり、少し落ち着いてきた昨今です。自分らしくいけて楽しいと思っています。

　最後に、仲間である皆さんの話を聞くことがなかったら、立ち直ることもできなかったと思います。皆さん、ありがとうございました。　　（金森さおり）

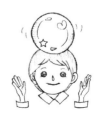

本書の作成にご協力くださった方々

米山　晴巳　　　鈴木　健司　　　岡田　宗司　　　石丸　千里
三宅紀久恵　　　金森さおり　　　下林　綾子

著者紹介
　國方　弘子
（くにかた　ひろこ）

神戸大学医学部附属看護学校（現神戸大学医学部保健学科）卒業。
放送大学教養学部発達と教育専攻卒業　学士（教養）。
岡山県立大学大学院保健福祉学研究科看護学専攻（修士課程）修了　修士（看護学）。
大阪府立大学大学院社会福祉学研究科社会福祉学専攻（博士後期課程）修了　博士（社会福祉学）。

神戸大学医学部附属病院（看護師）、香川医科大学医学部附属病院（看護師長）で勤務したのち、岡山県立大学保健福祉学部看護学科・岡山県立大学大学院保健福祉学研究科講師、岡山大学医学部保健学科・岡山大学大学院保健学研究科助教授を経て、現在、香川県立保健医療大学保健医療学部看護学科・香川県立保健医療大学大学院保健医療学研究科教授。

専門は精神看護学で、心の健康問題をもつ人たちが、あたりまえの場所であたりまえの生活ができることをめざし、心の健康問題をもつ人たちや専門職者と協働で広く実践と研究を行っている。
主な著書として『看護のための認知行動療法』分担執筆（金剛出版、2014）、共同の訳書として『看護実践における認知行動療法』（星和書店、2008）があり、多数の学術論文がある。

自分を好きになるためのワークブック
～シートを使って進める自尊心回復グループ認知行動療法～
第2版

2013 年 9 月 8 日	初版発行
2018 年 4 月 25 日	増補改訂版発行
2021 年 6 月 20 日	第2版発行

著　者	國方　弘子

発　行　**ふくろう出版**

〒700-0035　岡山市北区高柳西町 1-23
友野印刷ビル
TEL：086-255-2181
FAX：086-255-6324
http://www.296.jp
e-mail：info@296.jp
振替　01310-8-95147

表紙絵・挿画　二見　華苗
印刷・製本　友野印刷株式会社
ISBN978-4-86186-818-4 C3047
©KUNIKATA Hiroko 2021

定価はカバーに表示してあります。乱丁・落丁はお取り替えいたします。